ORAL IMPLANTOLOGY SURGICAL PROCEDURES **CHECKLIST**

アナトミーからの
インプラント
外科手順**チェックリスト**

著
Louie Al-Faraje, DDS

監訳
坪井陽一

翻訳
高橋恭久
中居伸行
丸尾勝一郎
今 一裕

クインテッセンス出版株式会社　2017
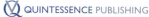

Berlin, Barcelona, Chicago, Istanbul, London, Milan, Moscow, New Delhi, Paris, Prague, São Paulo, Seoul, Singapore, Tokyo, Warsaw

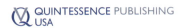

© 2013 Quintessence Publishing Co Inc

Quintessence Publishing Co Inc
4350 Chandler Drive
Hanover Park, IL 60133
www.quintpub.com

All rights reserved. This book or any part thereof may not be reproduced, stored in a retrieval system, or transmitted in any form or by any means, electronic, mechanical, photocopying, or otherwise, without prior written permission of the publisher.

序文

　航空業界ではチェックリストが人為的エラーの発生率を激減させ、高い安全性と余裕のある成功を提供している。筆者自身が、免許を持つパイロットとして自分のみならず搭乗者の安全をもチェックリストに委ねており、これが、筆者がインプラント手術前に類似のチェックリストを導入している理由である。

　コックピットでのチェックは手術室と類似する。どんな間違いも悲惨な結果につながる可能性がある。パイロットがフライトの前に徹底して、航空機のすべてのファスナーとリベットのチェック、さらにすべての可動部分の評価を行うように、インプラント手術においても、外科医による徹底した術前チェックが不可欠となる。過去において外科医はこれらのチェックをもっぱら記憶に頼っていた。しかし、今日では術式は複雑になっており、つねに正確かつ安全に患者のチェックを行うことは、個人の能力を超えるようになった。外科医によっては、正しい治療計画なのか、正しいX線写真なのか、正しい歯なのか、患者間違いがないかなどをメモした付箋を術前の手洗い場にある蛇口に貼っている。しかし、よく整理されたチェックリストは、貼り紙や付箋の代わりになる。

　チェックリストでは、最適な手術結果を得るための大切なすべての治療ステップと適切な対応を詳細に知ることができる。この他に、インプラント手術に必要なすべての器具リスト、手術成功に不可欠な術後ケア、術中術後に起こりうる緊急事態への対応などを簡潔なロードマップで提示している。

　本書の目的は、初心者だけでなくベテランのインプラント外科医に安全マージンの担保されたツールを提供することである。必要な手術器具のセットアップから術後指示までを標準化したアプローチ法を考案し、チェックリストによる行動様式を取り入れることで、手術を円滑かつ安全に行えるように補助する。

　プロの仕事と安全は、どのような環境下でも可能なかぎり最高の仕事をするという個々人の意識によって実現する。たとえ誰も見ていなくても、有能で卓越したプロは、各処置の前にすべてのチェックを行うものである。

目次

1	**治療計画**	**7**
1.1	診断情報収集	9
1.2	リスクファクター	11
1.3	CT スキャン評価	15
1.4	即時荷重ガイドライン	17
1.5	治療計画の立案	19
1.6	治療計画の提示	20
2	**外科**	**21**
2.1	インプラント埋入の基本	23
2.2	ソケットグラフトとリッジプリザベーション	26
2.3	二次手術	28
2.4	歯槽頂アプローチによる上顎洞底挙上術	32
2.5	顆粒状骨移植材料と吸収性または非吸収性メンブレンを用いた GBR プロトコール	35
2.6	rhBMP-2/ACS（リコンビナントヒト BMP-2 と吸収性コラーゲンスポンジの混合材料）とチタンメッシュを用いた GBR プロトコール	38
2.7	スプリットリッジ法を用いた歯槽堤拡大	40
2.8	異種骨を用いたブロック骨移植	45
2.9	側方アプローチによる上顎洞底挙上術	47
3	**ミニインプラントおよびナローインプラント**	**49**
3.1	ミニインプラントあるいはナローインプラントの治療計画	51
3.2	ミニインプラントあるいはナローインプラント埋入：フラップレスプロトコール	53
3.3	ミニインプラントあるいはナローインプラント埋入：全層弁プロトコール	55
3.4	ミニインプラントあるいはナローインプラントの補綴プロトコール	57

4 術後指導　　　　　　　　　　　　　　　　　　　　59

- 4.1 インプラント埋入/GBR 後の指導　　　　　　　61
- 4.2 ソケットグラフト後の指導　　　　　　　　　　62
- 4.3 ブロック骨移植後の指導　　　　　　　　　　　64
- 4.4 上顎洞底挙上術後の指導　　　　　　　　　　　65
- 4.5 鎮静後の指導　　　　　　　　　　　　　　　　66

5 インプラント手術用器具の準備　　　　　　　67

- 5.1 基本的なインプラント手術器具の準備　　　　　69
- 5.2 即時埋入インプラント手術用器具の準備　　　　70
- 5.3 ソケットグラフトのための器具の準備　　　　　71
- 5.4 GBR のための器具の準備　　　　　　　　　　72
- 5.5 歯槽頂アプローチによる上顎洞底挙上術用器具の準備　74
- 5.6 スプリットリッジ法による歯槽堤拡大のための器具の準備　76
- 5.7 側方アプローチによる上顎洞底挙上術用器具の準備　78
- 5.8 自家骨を使用した骨移植のための器具の準備　　80
- 5.9 出血コントロールおよび気道確保のための器具・器材　82
- 5.10 口腔内における骨採取のための器具・器材　　83
- 5.11 縫合用材料　　　　　　　　　　　　　　　　　84

6 緊急合併症　　　　　　　　　　　　　　　　　85

- 6.1 神経損傷の評価　　　　　　　　　　　　　　　87
- 6.2 出血時の対応　　　　　　　　　　　　　　　　89
- 6.3 通法の外科的輪状甲状靱帯切開　　　　　　　　91

訳者一覧

監訳

坪井陽一
Total Solution Kyoto インプラント塾

翻訳

高橋恭久
医療法人慈世会 高橋スマイル歯科

中居伸行
なかい歯科

丸尾勝一郎
神奈川歯科大学大学院歯学研究科 口腔機能修復学講座
咀嚼機能制御補綴学分野

今　一裕
東京医科歯科大学大学院医歯学総合研究科
インプラント・口腔再生医学分野

治療計画

1

1.1	診断情報収集	9
1.2	リスクファクター	11
1.3	CTスキャン評価	15
1.4	即時荷重ガイドライン	17
1.5	治療計画の立案	19
1.6	治療計画の提示	20

1 治療計画

1.1 診断情報収集

	診断情報収集	✓	備考
1	患者の主訴		
2	患者の要望		
3	全身的既往歴の把握		
4	口腔内既往歴の把握		
5	服薬歴の有無		
6	アレルギーの有無		
7	ビスフォスフォネート系薬剤による治療履歴 薬物系統と投与期間 ①豆知識		
8	デンタルX線写真撮影		
9	パノラマX線写真撮影		
10	歯周病チャート		
11	残存修復物の状態・欠損歯の病因・残存歯のう蝕または破折の状態		
12	顎関節の評価		
13	咬合状態の評価		
14	軟組織の評価 バイオタイプ・角化歯肉の幅と厚さ		
15	口腔がんのスクリーニング ②豆知識		
16	口腔内写真撮影 正面観、スマイル時の正面観、牽引開口した正面観および側面観、咬合面観		

（次ページに続く）

1 治療計画

17	診断用模型の製作 フェイスボウ、診断用ワックスアップ、ラジオグラフィックテンプレート		
18	残存歯のシェードテイキング		
19	最終補綴装置の形態と大きさの把握		
20	CTスキャンを医療機関へ依頼 スキャン時にはラジオグラフィックテンプレートを装着		
21	ガイドサージェリーではSimPlant（Materialise）やProcera（Nobel Biocare）のソフトウェアのプロトコールを用い、CTのrawデータを変換する		

 経口BP服用期間が長くなるとBRONJが早期に発症する。
Holzinger D, et al. J Oral Maxillofac Surg 2014;72(10):1937.e1-8.

 口腔がんのスクリーニングは、白板症や紅板症などの病変の有無を調べ、病変がある場合には、剥離細胞診やブラシ生検などを行う。
J Natl Cancer Inst. PDQ (Physician Data Query) 2016;108(10).

 埋入部位の頸部および根尖の偏位は平均2mm以下、また角度の偏位は8度以下であった。
Valente F, Schiroli G, Sbrenna A. Int J Oral Maxillofac Implants 2009;24(2):234-242.

 粘膜支持型のSLAガイドによるフラップレスインプラント埋入により、手術時間の縮小、痛みの軽減などを行うことはできたが、さらなる臨床研究を必要とする。
Arisan V, Karabuda CZ, Ozdemir T. Clin Oral Implants Res 2010;21(9):980-988.

1.2 リスクファクター

単独のリスクファクターの存在は、必ずしもインプラント治療の禁忌とはならない。しかし、複数のリスクファクターがあるときは、高いリスク状態を意味し、インプラント治療が禁忌となる症例もある。

	全般的リスクファクター	✓	備考
22	若年あるいは高齢		
23	医科的有病者		
24	精神状態が不安定		
25	審美的要求が高い		
26	治療およびメインテナンス時の予約時間に制限がある		
27	喫煙の習慣		
28	アルコール依存症		
29	顎関節症		
30	歯周疾患		
31	欠損歯の病因		
32	開口量が小さい		
33	口腔衛生が不良		
34	骨質が脆弱		
35	凹面形態を示す前庭部と顎堤の形態		
36	垂直的な骨吸収がある		
37	対合歯と骨頂の垂直距離が不足 ①豆知識		
38	欠損部の近遠心径不足 ②豆知識		
39	急性病変の存在		
40	インプラント予定部位と慢性病変との距離		
41	骨性病変の存在		

1 治療計画

	審美的リスクファクター	✓	備考
42	上顎歯肉部のスマイルラインが高い		
43	下顎歯肉部のスマイルラインが低い		
44	スキャロップ形態の歯肉 歯肉退縮の可能性が高い		
45	薄い歯肉 歯肉退縮の可能性が高い		
46	隣在歯の乳頭歯肉 厚くて短ければ、インプラント修復物に隣在する乳頭は「自然再生」が容易となり、長くて薄ければ、完全な再生の達成は困難となる		
47	天然歯の形態 軟組織の構造や形態の違いにより、尖型歯よりも方型歯が、良好な審美性の獲得が容易である		
48	歯間コンタクトの形態 歯間コンタクト面が大きければ、乳頭スペースが小さく、乳頭再生が容易になる		
49	歯間コンタクトの位置 3 歯間コンタクトが骨縁上5mm以下では、すべての臨床症例で乳頭の再生が生じるが、5mm以上の場合は乳頭再生の可能性が低下する		
50	口腔前庭の陥凹		
51	隣在インプラントの存在 2本のインプラントの間に骨乳頭（歯槽突起）が存在しないため、乳頭再生はより困難となる		
52	垂直的骨吸収 骨吸収により、骨移植を伴わない埋入では埋入深度が深くなりやすく、乳頭再生がより困難となる		
53	隣接した骨の突起 隣接部に歯槽突起がなければ、乳頭再生の達成が困難となる		
54	審美的要求度が高い		
55	口腔衛生状態が悪い		
56	暫間修復物が安定しない		

1.2 リスクファクター

	機能的なリスクファクター	✓	備考
57	ブラキシズム		
58	クレンチング		
59	弄舌癖		
60	巨舌		
61	食生活習慣		
62	埋入予定インプラントの後方部 後方部では、高い応力がかかる		
63	対合顎の歯列弓 望ましい順に、インプラント支持型可撤性補綴装置、天然歯、インプラント支持型固定性補綴装置		
64	理想的インプラント埋入 **4** 不適切な埋入位置と角度によって、骨や軟組織の喪失が生じる		

	咬合によるリスクファクター	✓	備考
65	不安定咬合		
66	摩耗ファセットの存在		
67	臼歯部の咬合崩壊		
68	天然歯の亀裂や、歯根破折の既往		
69	荷重方向 **5** インプラントの長軸方向に荷重がかからなければ、補綴装置構成要素の破損、補綴材料の破損、特定部位への過剰な荷重による骨吸収などの種々の問題が生じる		
70	幅広の咬合面		
71	インプラント支持補綴のみへの側方ガイド		

1 歯槽骨から対合歯までの最小垂直距離は、セメント固定式の場合9.0mm、スクリュー固定式の場合6.0mm必要である。
Al-Faraje. Surgical Complications in Oral Implantology: Etiology, Prevention, and Management. Chicago: Quintessence, 2011, 2.

1 治療計画

	生体力学的なリスクファクター	✓	備考
72	歯根数よりも少ない本数のインプラント埋入、もしくは患者がそれを希望する場合		
73	直径の小さいインプラント 6 豆知識 ナローインプラント		
74	長径の短いインプラント 7 豆知識 ショートインプラント		
75	天然歯との連結		
76	連結しないインプラント補綴装置		
77	直線的なインプラント配置 三角配置されていない		
78	ポンティック数が多いか、サイズが大きい		
79	カンチレバー型補綴設計		
80	補綴装置の中心からオフセットしたインプラント配置		
81	過剰な高さの補綴装置 好ましくない高さのクラウン - インプラント比		
82	インプラントの初期固定が不十分		
83	補綴装置のパッシブフィット未達成		
84	中間アバットメント		
85	下顎骨のたわみ		
86	即時荷重		

インプラント - 天然歯間距離は1.5〜2.0mm、インプラント間距離は3.0mm必要である。
Al-Faraje. Surgical Complications in Oral Implantology: Etiology, Prevention, and Management. Chicago: Quintessence, 2011;2.

歯槽骨から歯間コンタクトまでの距離と乳頭再生の可能性を示す；
4mm（100%）、5mm（98%）、6mm（56%）、7mm（27%）。
Tarnow DP, et al. J Periodontol 1992;63(12):995-996.

1本のインプラントは少なくとも隣接する天然歯から1.5mm、インプラント窩からは3mm離す必要がある。
Tarnow DP, et al. J Periodontol 2000;71(4):546-549.

1.3 CTスキャン評価

	下顎のCTスキャン	✓	備考
87	下歯槽神経の位置 歯槽頂からの距離、走行、直径		
88	オトガイ孔、オトガイ神経の位置		
89	オトガイ神経のループの存在		
90	下顎切歯管 長さと歯槽頂からの距離		
91	下顎骨アンダーカット部の把握 唇側下部、頬側下部、顎下腺窩、顎二腹筋窩		
92	顎堤、顎骨形態の評価 顎堤形態の不整		
93	舌側孔の位置および歯槽頂から舌側孔までの距離計測		
94	インプラント埋入部位における隣接歯の傾斜角度		
95	骨密度計測 インプラント埋入予定部位ならびに顎骨全体		
96	骨内病変や神経管の有無		
97	インプラント埋入部位の残根の有無		
98	予定本数のインプラントが埋入可能な顎骨サイズの確認 骨高径および骨幅		

5. 豆知識 インプラントの界面応力は骨頂で最大となる。
Borchers L, Reichart P. J Dent Res 1983;62(2):155-159.

6. 豆知識 標準径に比べて、径5mmのインプラントでは喪失率のリスクが上昇する。
Attard NJ, Zarb GA. J Prosthet Dent 2003;89(4):352-359.

7. 豆知識 軟らかい骨では、長いインプラントは短いインプラントよりひずみが小さく、スクリュータイプのインプラントは、シリンダータイプのインプラントよりひずみが小さい。
Tada S, et al. Int J Oral Maxillofac Implants 2003;18(3):357-368.

1 治療計画

	上顎の CT スキャン	✓	備考
99	切歯孔・切歯管と前歯部顎堤との位置関係		
100	硬口蓋の形態把握、大口蓋動脈・神経の位置確認		
101	上顎骨アンダーカット部の把握 唇側下部、頬側下部		
102	顎堤、顎骨形態の把握		
103	インプラント埋入部位の隣接歯の傾斜角度		
104	インプラント埋入部位の残根の有無		
105	骨密度の計測 インプラント埋入予定部位とすべての顎骨		
106	骨内病変や神経管の有無		
107	予定本数のインプラントが埋入可能な顎骨サイズかどうか？ 骨高径および骨幅		
108	上顎洞底までの距離計測		
109	鼻腔底までの距離計測		
110	上顎洞内の隔壁の存在		
111	上顎洞内の軟組織病変の存在		

　軟組織の解剖学形態（粘膜の質および厚み、舌神経など）は、CT スキャンでは評価できないが、インプラント外科手術を成功に導くためには重要である。

1.4 即時荷重ガイドライン

	単独インプラント症例	✓	備考
112	パラファンクションがない 13ページ「機能的なリスクファクター」参照		
113	初期固定トルク値を40Ncm以上確保		
114	D3以上の骨密度 軟らかい骨質で高い初期固定を得たとしても即時荷重は行わない		
115	暫間補綴装置では咬合させない		
116	第一大臼歯よりも遠心（第二大臼歯部）には即時荷重を行わない		
117	単独植立インプラントの即時荷重症例では、ショートインプラントを使用しない。クラウン－インプラント比を考慮する 即時荷重を行う際には、最低9mmの長径のインプラントが必要		
118	最低8週間の軟食を患者に摂食指導		
119	治療に協力的な患者にのみ即時荷重を行う		

	複数インプラント症例	✓	備考
	以下のルールを単独植立インプラント即時荷重症例のルールに追加する。		
120	暫間補綴装置を連結固定		
121	ポンティックを可能なかぎり小さくする		
122	カンチレバー設計をしない		
123	天然歯に平衡咬合を確立する 部分即時荷重補綴装置には、咬合接触を付与しない		
124	十分な本数のインプラントが埋入されていることを確認する		
125	可能であれば、スクリュー固定補綴装置を使用する		
126	良好な口腔衛生状態の維持		

1 治療計画

全顎インプラント症例	✓	備考
以下のルールを単独および複数インプラント埋入症例の即時荷重症例のルールに追加する。		
127	少なくとも下顎においては5本、上顎においては7本のインプラントを埋入		
128	インプラントを均等に配置する		
129	インプラント補綴装置がパッシブフィット		
130	平衡咬合の確立		
131	最適なインプラントの位置づけ 角度と軸の傾斜		

その他の考慮すべき事項：対合歯、患者の体格、年齢、性別、食生活

1.5 治療計画の立案

	治療計画の立案	✓	備考
132	治療上の問題となる患者既往歴の再検討 例：糖尿病や直近の放射線治療など		
133	X線写真分析 デンタルおよびパノラマX線写真		
134	軟組織診断および顎間関係、咬合診断を目的とした口腔内写真の撮影		
135	水平的・垂直的距離の診査診断用ワックスアップ作製		
136	CTスキャンにより、骨量、骨質、解剖学的な指標、骨欠損形態、病変の有無を診査 15ページ「CTスキャン評価」参照		
137	リスクファクターの評価 11ページ「リスクファクター」参照		
138	テンプレートの使用など特別配慮；即時あるいは通法の治療プロトコールの選択；最終補綴装置の材質、補綴形式の選択；インプラントの種類、数、長径、直径、ポジション、角度診断；プロビジョナル補綴形式の選択		
139	補綴設計と費用について歯科技工所に相談		
140	最終ゴールから治療計画を立案する 少なくとも2つ以上の治療計画を提示する		
141	患者コンサルテーション期日決定		

1.6 治療計画の提示

	治療計画の提示	✓	備考
142	**患者への治療計画提示** 患者教育用模型およびソフトウェア、治療計画立案ソフトウェア、診断用ワックスアップを用いて患者への治療計画提示を行う		
143	**治療限界とリスクファクターの説明**		
144	**治療期間の評価** 外科および補綴処置における治療期間		
145	暫間補綴装置の説明		
146	最終補綴装置の説明		
147	投薬の説明		
148	可能性のある併発症の説明		
149	**メインテナンスの必要性を再確認** プロフェッショナルもしくは自宅でのケアの仕方		
150	問題が生じた際の治療費について説明		
151	支払い方法の選択肢を提示		
152	**インフォームドコンセント** 患者が治療計画を受け入れた場合		
153	**受診後に患者に治療計画確認書を渡す** 確認書には、話し合われた治療計画に加えて上記のすべての項目を明記する		

外科

2

2.1	インプラント埋入の基本	23
2.2	ソケットグラフトとリッジプリザベーション	26
2.3	二次手術	28
2.4	歯槽頂アプローチによる上顎洞底挙上術	32
2.5	顆粒状骨移植材料と吸収性または非吸収性メンブレンを用いた GBR プロトコール	35
2.6	rhBMP-2/ACS（リコンビナントヒト BMP-2 と吸収性コラーゲンスポンジの混合材料）とチタンメッシュを用いた GBR プロトコール	38
2.7	スプリットリッジ法を用いた歯槽堤拡大	40
2.8	異種骨を用いたブロック骨移植	45
2.9	側方アプローチによる上顎洞底挙上術	47

2 外科

2.1 インプラント埋入の基本

	インプラント埋入の基本	✓
1	**同意書の確認** 患者に、同意書を確認する時間と、質問や不安事項を尋ねる機会を十分に与え、その上でサインをもらう。同意書は1つ以上必要になることもある（例：必要に応じて抜歯のための同意書、経口鎮静（笑気）のための同意書など）	
2	**投薬** 抗菌薬、抗炎症薬、鎮痛薬、抗菌含嗽薬を推奨	
3	**麻酔の奏功** 局所麻酔を十分に奏功させ、静脈内あるいは経口鎮静（笑気）を追加することもある	
4	**粘膜骨膜弁の剥離** 全層弁（必要に応じて2壁、3壁、エンベロープ）にて粘膜弁剥離を行い、フラップレス埋入では軟組織パンチを使用する	
5	**インプラントサイズとポジションの最終決定** 適切なインプラントサイズ（直径と長径）を選択するために、骨量の最終測定を行い、実際の顎骨の状態に応じて、インプラントポジションを決定する。CT撮影なしでは、実際の骨の状態はX線上の測定と異なる可能性がある	
6	**埋入部位の軟組織の厚みを評価** 1回法で埋入する場合には、インプラント埋入の深度やヒーリングアバットメントの高さの参考になる	
7	**サージカルテンプレートの設置** 術前に試適を行うことが望ましい	
8	**埋入起始点の形成** 細い顎堤は小さめのラウンドドリルにて起始点を形成、もしくは2.0mmのイニシャルパイロットドリルによって開始する。常に、精製水または生理食塩水で十分に注水冷却を行う	

（次ページに続く）

> **1 豆知識** ドリリング時の発熱は骨細胞を壊死させオッセオインテグレーションを阻害する。
> Tehemar SH. Int J Oral Maxillofac Implants 1999;14(1):127-136.

9	**術中X線撮影** 必要に応じて方向指示棒を立てX線撮影を行う。X線で骨形成の方向などの解剖学的ランドマークとの位置関係を把握する。この段階での骨形成の方向や位置変更は可能だ。必要に応じて、撤去を容易にするために方向指示棒にフロスを結紮する。	

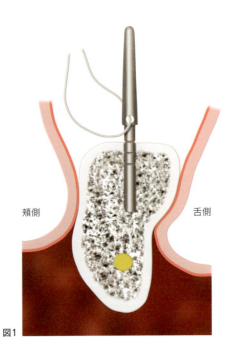

図1　頬側　舌側

10	**埋入窩の形成** (X線上で方向および位置を確認したら) インプラントのサイズ、直径、骨質に応じて骨形成を続ける	
11	**スレッド形成（タッピング）** 骨質の硬い場合のみ適用する。ハイトルクハンドピースまたはハンドラチェットを用いる。スレッド形成・タップ用ドリルでは圧をかけない（注水下・低速で）。スレッド形成用バーはインプランターを逆回転させて除去する。引き抜いてはいけない	（次ページに続く）

2.1 インプラント埋入の基本

12	**埋入窩の洗浄** 骨形成部位を洗浄し、削片を吸引・除去する（骨形成部位にエアーをかけてはいけない）	
13	**インプラントの埋入** ラチェットまたはハンドピースを用いて理想的な位置までインプラントを埋入する。インプラントを締め付けすぎず、またインプラント体をグローブで触らない。初期固定を獲得する。インプラント埋入時の注水の有無は問わない	
14	**術後Ｘ線撮影** 術後記録のための最終的なＸ線を撮影する	
15	**アバットメントの装着** 1回法ではヒーリングアバットメントを、2回法ではカバースクリューを、即時荷重の場合は最終補綴用アバットメントを装着する	
16	**縫合** Gore-Tex 縫合糸（W. L. Gore）または Vicryl 縫合糸（Ethicon）が推奨される	
17	**術後の注意事項の説明** 衛生、摂食、投薬について指導する（61ページ「インプラント埋入/GBR後の指導」参照）	
18	**暫間補綴装置の装着** 暫間補綴装置を装着する場合は、治癒期間中にインプラントに咬合圧がかからないように注意する	
19	**術後管理** 術後の経過観察と抜糸のため、2週間後に再診予約をとる	

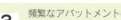

30Ncm 以上の埋入トルク値または 60 以上の ISQ 値の初期固定が得られない場合は、即時・早期荷重は避けるべきである。
Schrott A, et al. Int J Oral Maxillofac Implants 2014;29 Suppl:239-255.

頻繁なアバットメントの交換はインプラント周囲の辺縁骨吸収を促進させる可能性がある。
Koutouzis T, et al. Int J Oral Maxillofac Implants 2013;28(3):807-814.

2.2 ソケットグラフトとリッジプリザベーション

	ソケットグラフトとリッジプリザベーション	✓
20	**同意書の確認** 患者に、同意書を確認する時間と、質問や不安事項を尋ねる機会を十分に与え、その上でサインをもらう。同意書は1つ以上必要になることもある（例：必要に応じて抜歯のための同意書、経口鎮静（笑気）のための同意書など）	
21	**投薬** 抗菌薬、抗炎症薬、鎮痛薬、抗菌含嗽薬が推奨される	
22	**麻酔の奏功** 局所麻酔を十分に奏功させ、静脈内あるいは経口鎮静（笑気）を追加することもある	
23	**歯肉溝切開** No. 15C のメスを用いて抜歯予定歯の周囲に歯肉溝切開を加える。抜歯予定歯の歯根が歯槽骨縁下にある場合は小さいエンベロープフラップ翻転が推奨される	
24	**抜歯** 非侵襲的に抜歯を行う（ペリオトーム、ヘーベル、必要に応じて残根鉗子を用いる）。ペリオトームは主に抜歯する歯の近心と遠心に用いる。鉗子を用いる場合は、頬側骨板の破折を最小限にするために頬舌的な動きを限定する。使用可能であれば、ピエゾトームを低侵襲抜歯のために用いる	
25	**抜歯窩の掻爬** Lucas キュレット（訳者注：鋭匙）を用いて、特に慢性炎症がある場合は、抜歯窩内のデブライドメントおよび掻爬を十分に行う。急性症状がある場合は、ソケットグラフトは禁忌とする	
26	**抜歯窩および周囲組織の確認** プローブを用いてすべての頬側骨板に裂開や開窓がないことを確認する。裂開や開窓がある場合は、フラップを挙上し、メンブレンで被覆する	
27	**移植材料の準備** 操作しやすい粘稠度にするために移植材料を生理食塩水または血液と混和し、骨膜剥離子または骨移植用のシリンジを用いて、抜歯窩内に移植材料を填入する	
28	**移植材料の填入** 🅵 歯槽骨縁レベルまで骨移植材料を填入する。異種骨や人工骨は吸収に長時間要するため、小顆粒の他家骨が好ましい	

（次ページに続く）

2.2 ソケットグラフトとリッジプリザベーション

29	**移植材料への血液供給** 移植材料の顆粒間で抜歯窩内部の血流を良好にする必要があり、移植材料を緊密に詰めすぎない。骨移植材料は頰側骨壁の崩壊を防ぎ、抜歯窩内部への骨再生のための基質または足場としてのみ働く。このため、移植材料が抜歯窩内で血液で湿潤する状態とする	
30	**メンブレンの準備と設置** 吸収性コラーゲンメンブレンまたはプラグを適切なサイズにカットし、移植材料の上部に留置する	
31	**縫合** コラーゲンの上から十文字縫合を行う。抜歯後の初期閉鎖は不可能で、メンブレンの使用や過剰な縫合は必ずしも必要としない。目的は抜歯窩の閉鎖ではなく、メンブレンを適切な位置に保持することである。Gore-Tex 縫合糸（W. L. Gore）または Vicryl 縫合糸（Ethicon）が推奨される	
32	**術後の注意事項の説明** 衛生、摂食、投薬について指導する（62 ページ「ソケットグラフト後の指導」参照）	
33	**暫間補綴装置の装着** 暫間補綴装置を装着する場合は、オベイトポンティック形態が好ましいが、治癒期間中に移植部位に過度な圧がかからないように注意する	
34	**術後管理** 術後の経過観察と抜糸のため、2 週間後に再診予約をとる	

 最新のシステマティックレビューでは、ソケットプリザベーションの十分な有効性は証明されていない。
MacBeth N, et al. Clin Oral Implants Res 2016[Epub ahead of print].

 骨補填材料の種類によって抜歯窩の骨治癒はさまざまであり、抜歯からインプラント埋入までの期間も異なる。
De Risi V, et al. Clin Oral Implants Res 2015;26(1):50-68.

2.3 二次手術 ①豆知識

適切な治癒期間後（一般的に初期固定および骨質に応じて2〜9ヵ月）、インプラント周囲の粘膜封鎖により、初期の軟組織形態や将来的なインプラント補綴装置のエマージェンスプロファイルを獲得できるように、インプラントを露出させ、ヒーリングアバットメント（permucosal extension）を装着する。インプラント露出の方法には3つのテクニックがある。軟組織パンチ、メスによる切開、そしてPalacciテクニックである。

軟組織パンチまたは軟組織パンチ後の切開の併用は、予定する補綴装置が可撤性（バーオーバーデンチャーやロケーターオーバーデンチャー）または、術者可撤性の固定性補綴装置（high-waterやspark-erosion補綴）の場合に用いる。しかし、審美領域でインプラント支持固定性補綴装置（クラウン、ブリッジタイプ）を予定する場合には、インプラントクラウン周囲のより良い軟組織形態や十分な歯間乳頭を獲得するためにはPalacciテクニックを推奨する。

	軟組織パンチと切開テクニック	✓
35	**切開または軟組織パンチによる粘膜の除去** インプラントの位置が不確かな場合は、メスによる切開を行う。カバースクリューの位置が確実である場合や少なくともメスでカバースクリューの位置が把握できる場合（これは軟組織が薄い場合に可能である）は、ディスポーザブルかハンドピースによって軟組織パンチを使用する	
36	**カバースクリューの撤去** カバースクリューを撤去する	
37	**インプラント体内部の洗浄** 3mLシリンジを用いてPeridex（3M ESPE）でインプラント内部を洗浄し、エアーで乾燥させる	
38	**ヒーリングアバットメントの装着** ②豆知識 適切なヒーリングアバットメントを装着する（ヒーリングアバットメントはさまざまな高さがある。軟組織から1〜2mm超える高さのものを選択する。また、直径もインプラント（シリンダータイプ）と同じ径のものもあれば、インプラントプラットフォームよりも大きい径のものもある。インプラントが審美領域にある場合やバイオタイプが薄い場合でないかぎり、印象ポストや最終補綴用アバットメントを装着する際には良好な粘膜環境を提供するために、大きい径のものを選択する）	

（次ページに続く）

2.3 二次手術

39	縫合 フラップ挙上が必要な場合、2針以上の縫合を行う。直接軟組織パンチを用いた場合は、縫合は不要となる	
40	抜糸 術後2週で抜糸	
41	印象採得 抜糸から2～3週後に印象採得を行う。縫合が不要であった場合は、術後1～2週で印象採得を行う	
42	即時荷重 即時荷重は協力的な患者にのみ行う	

図1、2は上記の両テクニックを示す。

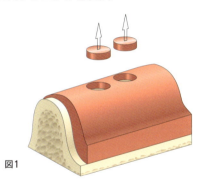

図1

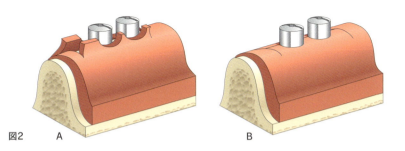

図2　A　　　　　　　　　　　B

Palacci テクニック ✓

１本のインプラント周囲の歯間乳頭形成

| 43 | 頬側方向に全層弁にてフラップを挙上し、T字切開を入れ、アバットメントと隣在歯の間のスペースを埋めるようにフラップの両側を側方にスライドさせる（図3） |

２本のインプラント間の歯間乳頭形成

| 44 | 頬側方向に全層弁でフラップ挙上し、２つの有茎弁になるよう（遠心から近心に）セミルーナーベベル切開を入れ、90度回転させ（図4A）中央の歯間乳頭を形成する（図4B） |

インプラント間またはインプラントと天然歯の間の歯間乳頭形成

45	頬側方向に全層弁にてフラップを挙上し各々のインプラントに対してセミルーナーベベル切開を入れる。一次切開は最近心のインプラントの遠心側面から開始する（図5A、B）
46	アバットメントの近心側面に向かって90度回転できる有茎弁になるように切開を入れる。セミルーナーベベル切開は有茎弁を回転させて、テンションフリーで隣接エリアに固定するよう十分に遠心方向に伸ばす。図5CとDは有茎弁移動の咬合面観を示す
47	近心の縦切開に一次単純縫合を行い、続いて３針の水平マットレス縫合を、頬側から入れ口蓋側に通し戻す。こうした縫合により有茎弁を隣接エリアに固定し、組織を骨面に適合させる（図5E）

（次ページに続く）

 １回法と２回法では辺縁骨吸収に差はない。
Al Amri MD. J Prosthet Dent 2016;115(5):564-570.

 プラットフォームスイッチング（インプラントのプラットフォームよりも小さい径のアバットメントを装着する）は辺縁骨吸収を抑制する効果がある。
Santiago JF Jr, et al. Int J Oral Maxillofac Surg 2016;45(3):332-345.

2.3 二次手術

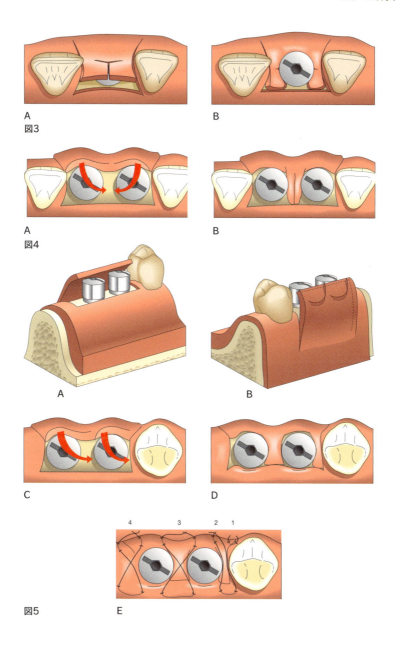

図3

図4

図5

2.4 歯槽頂アプローチによる上顎洞底挙上術

　本術式は、上顎洞底下の既存骨が5mm以上あり、インプラント埋入のための不足骨量が4mmまでの場合に適応となる（図1A）。本術式を用いて上顎洞底を4mm以上挙上する場合は、手技の進捗状況を確認するために上顎洞内視鏡を併用することを強く推奨する。
　以下に歯槽頂アプローチを用いた上顎洞底挙上のためのAl-Farajeテクニックを記述する。

	歯槽頂アプローチによる上顎洞底挙上術	✓
48	**治療計画の立案** 十分な臨床診査とCTスキャンの確認を行い、治療計画を立案する（19ページ「治療計画の立案」参照）	
49	**同意書の確認** 患者に、同意書を確認する時間と、質問や不安事項を尋ねる機会を十分に与え、その上でサインをもらう。同意書は1つ以上必要になることもある（例：必要に応じて抜歯のための同意書、経口鎮静（笑気）のための同意書など）	
50	**投薬** 抗菌薬、抗炎症薬、鎮痛薬、抗菌含嗽薬を推奨	
51	**麻酔の奏功** 局所麻酔を十分に奏功させ、静脈内あるいは経口鎮静（笑気）を追加することもある	
52	**切開・剥離** 軟組織パンチまたは全層弁剥離によって歯槽骨への術野を確保する	
53	**埋入起始点の形成** パイロットドリルを用いて上顎洞底まで骨形成する（穿孔しないように注意する）（図1B）	
54	**術中X線撮影** X線撮影を行いパイロットドリルの位置および方向を確認し、上顎洞底に近接しているが穿孔していないことを確認する	
55	**埋入窩の形成** 埋入予定のインプラントの直径に応じて骨形成を確実に行い、拡大に必要なすべてのドリル（またはインプラント用オステオトーム）を使用する（図1C）（この段階では、すべてのドリルまたはインプラント用オステオトームを上顎洞底よりわずかに手前で止めるよう注意する）	

（次ページに続く）

2.4 歯槽頂アプローチによる上顎洞底挙上術

56	**オステオトームの選択** 骨形成した根尖方向部分の直径と同じ径の（凹形態の先端でストッパー付きの）サイナスオステオトーム（Salvin）を選択し、先端から埋入予定のインプラントの長径（骨形成量プラス4mm以下）に合う距離にストッパーを装着する（図1D）	
57	**オステオトームによる上顎洞底骨の不完全骨折（若木骨折）** 若木骨折をさせるためにマレットを用い慎重に上顎洞底を追求し、歯槽骨頂部にストッパーが到達するまでサイナスオステオトームをゆっくりと挿入していく（図1E）	
58	**メンブレンの設置と骨移植材料の填入** サイナスオステオトームを撤去し、10×10mmのコラーゲンによる創傷被覆材（OratapeまたはOraPlug [Salvin]）を埋入窩内部に装填する。埋入窩内部に少量の骨移植材料（通常は0.25mLで十分である。著者は他家骨を好む）を填入する（図1F）	
59	**インプラントの埋入** インプラントを埋入する（図1G）	
60	**ヒーリングアバットメントの装着** カバースクリューまたはヒーリングアバットメントを装着する（ヒーリングアバットメントは良好な骨質かつ初期固定が得られた場合に選択する）	
61	**術後の注意事項の説明** 術後の注意事項の説明を行う。衛生、摂食、投薬について指導する（65ページ「上顎洞底挙上術後の指導」参照）	
62	**暫間補綴装置の装着** 暫間補綴装置を装着する場合は、治癒期間中にインプラントに咬合圧がかからないように注意する	
63	**術後管理** 術後の経過観察と抜糸のため、2週間後に再診予約をとる	

（次ページに続く）

1 挙上する部位の上顎洞底が傾斜している場合、平坦な場合と比較して、上顎洞底骨の不完全骨折（若木骨折）時に洞粘膜を穿孔するリスクが高い。
Pjetursson BE, Lang NP. Periodontol 2000 2014;66(1):59-71.

2 5mm以下の残存骨へのオステオトームテクニックは、有意にインプラントの生存率が下がる。骨補填材料による差は認められない。
Del Fabbro M, et al. Clin Implant Dent Relat Res 2012;14 Suppl 1:e159-e168.

2 外科

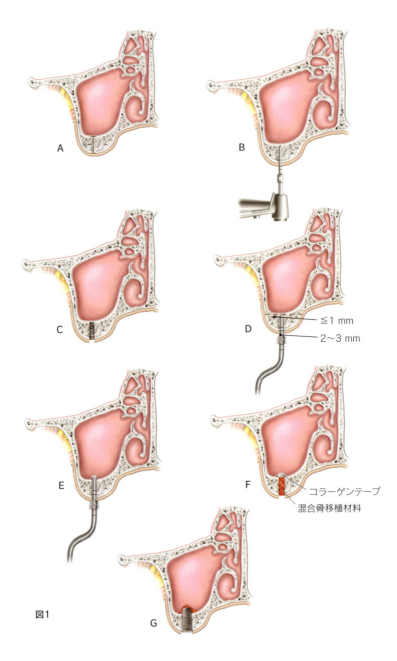

図1

2.5 顆粒状骨移植材料と吸収性または非吸収性メンブレンを用いた GBR プロトコール

	顆粒状骨移植材料と吸収性または非吸収性メンブレンを用いた GBR プロトコール	
64	**同意書の確認** 患者に、同意書を確認する時間と、質問や不安事項を尋ねる機会を十分に与え、その上でサインをもらう。同意書は1つ以上必要になることもある（例：必要に応じて抜歯のための同意書、経口鎮静（笑気）のための同意書など）	
65	**投薬** 抗菌薬、抗炎症薬、鎮痛薬、抗菌含嗽薬を推奨	
66	**麻酔の奏功** 局所麻酔を十分に奏功させ、静脈内あるいは経口鎮静（笑気）を追加することもある	
67	**切開** 歯槽頂中央部切開と移植予定部位から約1～2歯離した位置に縦切開を2本入れる	

注意：
・ほとんどの症例において12Cのメス刃を選択する。
・上顎においては、口蓋側の粘膜弁が伸展しないため、歯槽頂中央部の切開はわずかに口蓋側寄りに位置させる。

| 68 | **骨面の掻爬**
バックアクションチゼル（Rhodes チゼル [Salvin]）を用いて骨膜や筋の付着する骨をしっかりと掻爬する | |
| 69 | **インプラント埋入**
GBRとインプラント埋入が同時の場合は、先にインプラント埋入を行う | |

注意：
・骨量不足の場合にも、頬舌的にも上下的にも最適な位置にインプラントを埋入すること（インプラントが露出した部位の周囲に骨移植材料によって欠損部位を増生する）。
・インプラントの根尖部は完全に骨内に埋入されている。
・インプラントは良好な初期固定が得られている。

（次ページに続く）

2 外科

70	**デコルチケーション** 豆知識1 出血点形成のために骨面を穿孔（デコルチケーション）する。これは非常に重要なステップとなる。小さなダイヤモンドラウンドバーにて約 10 の孔を形成する。インプラントが埋入されている場合は、出血点はインプラントの周囲および根尖部に形成する	
71	**テンティングスクリューの埋入** 必要に応じて歯槽頂部にテンティングスクリューを埋入する	

注意：
・テンティングスクリューは必要な増生幅が 2mm 以上の場合に使用する。
・通常、2～3本のテンティングスクリューで十分となる。

72	**自家骨の採取** 自家骨を採取（例：上顎結節）。口腔内からの骨採取には破骨鉗子やトレフィンバーなど、さまざまな器具がある	
73	**メンブレンの固定** 非吸収性メンブレン使用時には、骨移植材料の填塞前に頬側にメンブレンをスクリューやタックで固定する	
74	**自家骨の添加** 自家骨層を添加する	
75	**異種骨の添加** 異種骨層を添加する。自家骨が使用できない場合は、他家骨と異種骨を（1：1）で混ぜたものを使用する	
76	**メンブレンの設置** 豆知識2 非吸収性メンブレンを用いる場合は、歯槽頂または舌側・口蓋側にメンブレンを固定する	

注意：
・吸収性メンブレン使用時は、二層に設置する。吸収性メンブレンは正しい位置にしっかりと留まり、密着させるためのタックやスクリューで固定する必要はない。
・非吸収性メンブレン使用時には、メンブレンの境界は切開線より離してフラップの下に位置させる。
・非吸収性メンブレン使用時には、メンブレンの境界は歯槽頂部では隣在歯から 1mm 離す。

（次ページに続く）

 デコルチケーションは移植床側の血流を促し、骨再生を促進させる目的があるが、文献的にははっきりとした有効性は示されていない。
Greenstein G, et al. J Periodontol 2009;80(2):175-189.

 吸収性と非吸収性メンブレンでは、非吸収性メンブレンのほうが術後のメンブレンの露出が多い（5% vs 20%）。
Chiapasco M, Zaniboni M. Clin Oral Implants Res 2009;20 Suppl 4:113-123.

2.5 顆粒状骨移植材料と吸収性または非吸収性メンブレンを用いた GBR プロトコール

77	**減張切開** テンションフリーで閉創するために、メスを用いて骨膜切開を入れフラップを減張し、さらに筋層を減張する場合は Metzenbaum 鋏を用いる。顎堤増生量が多い場合は、テンションフリーによる切開線封鎖のために筋層の減張がより大切となる
78	**縫合** テンションフリーにてフラップを縫合する

注意：
・Gore-Tex（W. L. Gore）縫合糸が第一選択となる。4-0 または 5-0 を軟組織の厚みに応じて使用する。
・2 週間は縫合した状態を保つ。
・骨の成熟のための待時期間は 9～12 ヵ月とする。
・2 週間は GBR エリアには暫間補綴装置を装着しない。

79	**術後 X 線撮影** 術後記録のための X 線を撮影する
80	**術後の注意事項の説明** 術後の注意事項の説明を行う。衛生、摂食、投薬について指導する（61 ページ「インプラント埋入 /GBR 後の指導」参照）
81	**術後管理** 術後の経過観察と抜糸のため、2 週間後に再診予約をとる

2.6 rhBMP-2/ACS（リコンビナントヒトBMP-2と吸収性コラーゲンスポンジの混合材料）とチタンメッシュを用いたGBRプロトコール

	rhBMP-2/ACSとチタンメッシュを用いたGBRプロトコール ✓
82	**同意書の確認** 患者に、同意書を確認する時間と、質問や不安事項を尋ねる機会を十分に与え、その上でサインをもらう。同意書は1つ以上必要になることもある（例：必要に応じて抜歯のための同意書、経口鎮静（笑気）のための同意書など）
83	**投薬** 抗菌薬、抗炎症薬、鎮痛薬、抗菌含嗽薬を推奨
84	**麻酔の奏功** 局所麻酔を十分に奏功させ、静脈内あるいは経口鎮静（笑気）を追加することもある
85	**切開** 歯槽頂中央部切開と移植予定部位から約1〜2歯離した位置に縦切開を2本入れる

注意：
・ほとんどの症例において12Cのメス刃を選択する。
・上顎においては、口蓋側の粘膜弁が伸展しないため、歯槽頂中央部の切開はわずかに口蓋側寄りに位置させる。

86	**骨面の掻爬** バックアクションチゼル（Rhodesチゼル [Salvin]）を用いて骨膜や筋の付着する骨をしっかりと掻爬する
87	**インプラント埋入** GBRとインプラント埋入が同時の場合は、先にインプラント埋入を行う

注意：
・骨量不足の場合にも、頬舌的にも上下的にも最適な位置にインプラントを埋入すること（インプラントが露出した部位の周囲に骨移植材料によって欠損部位を増生する）。
・インプラントの根尖部は完全に骨内に埋入されている。
・インプラントは良好な初期固定が得られている。

（次ページに続く）

2.6 rhBMP-2/ACS(リコンビナントヒト BMP-2 と吸収性コラーゲンスポンジの混合材料)とチタンメッシュを用いた GBR プロトコール

88	**デコルチケーション** 出血点形成のために骨面を穿孔(デコルチケーション)する。これは非常に重要なステップとなる。小さなダイヤモンドラウンドバーにて約 10 の孔を形成する。インプラントが埋入されている場合は、出血点はインプラントの周囲および根尖部に形成する	
89	**rhBMP-2/ACS の適用** rhBMP-2/ACS 材料をメーカーのガイドラインに従って適用する(BMP コラーゲンスポンジに異種骨材料を添加してもよい)	
90	**チタンメッシュの固定** 固定スクリューを用いてチタンメッシュを固定する	

注意:
・チタンメッシュの境界はフラップの下に位置させる(メッシュが直接切開線の直下に位置しないようにする)。
・歯槽頂部において、チタンメッシュと隣在歯の間を 2mm 離す。

91	**減張切開** テンションフリーで閉創するために、メスを用いて骨膜切開を入れフラップを減張し、さらに筋層を減張する場合は Metzenbaum 鋏を用いる	
92	**縫合** テンションフリーにてフラップを縫合する	

注意:
・Gore-Tex(W. L. Gore)縫合糸が第一選択となる。4-0 または 5-0 を軟組織の厚みに応じて使用する。
・2 週間は縫合した状態を保つ。
・骨の成熟のための待時期間は 9〜12 ヵ月とする。
・2 週間は GBR 部位には暫間補綴装置を装着しない。

93	**術後 X 線撮影** 術後記録のための X 線を撮影する。	
94	**術後の注意事項の説明** 術後の注意事項の説明を行う。衛生、摂食、投薬について指導する(61 ページ「インプラント埋入 /GBR 後の指導」参照)	
95	**術後管理** 術後の経過観察と抜糸のため、2 週間後に再診予約をとる	

> 1 垂直的かつ水平的な骨欠損に対する骨増生にチタンメッシュの使用は有効である。
> Rasia-dal Polo M, et al. Med Oral Patol Oral Cir Bucal 2014;19(6):e639-e646.

2.7 スプリットリッジ法を用いた歯槽堤拡大

	スプリットリッジ法を用いた歯槽堤拡大	
96	十分な臨床診査とCTスキャンの確認を行い、スプリットリッジ法が適応可能か否かを決定し、治療計画を立案する（19ページ「治療計画の立案」参照）。本術式は、極度に骨吸収のみられる上顎前歯部で、かつ、両側の上顎洞間のエリアが適応となる（図1や5Aはスプリットリッジ法の適応となる骨吸収パターンを示し、一方で、図2は本術式で扱うべきパターンではない）	

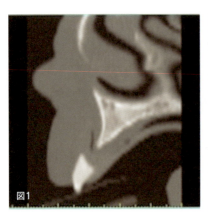

図1

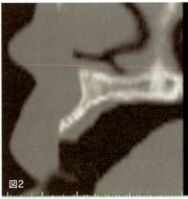

図2

注意：
　自然な歯槽骨吸収パターンについて、2つの形態に分けた新しい分類を紹介する（図3）。現在の分類では、抜歯後徐々に歯槽骨の水平的な幅が減少し、極度の萎縮になった後に、垂直的な吸収が始まるとされているが、筆者は初期の水平的な幅の喪失後、2つの異なる形態の骨吸収パターンがあると考えている。すなわち、歯槽骨全体の吸収に伴う極度な幅の喪失するパターン（図2、3D、3I 参照）と、根尖側の半分は歯槽骨の幅が残存し良好な骨量があるが歯槽頂側の半分のみが極度な幅の喪失を示すパターン（図1、3C、3H）である。CT画像評価時や治療計画立案時にこれら2つの異なるパターンを判別することは、顎堤増生に求められる骨移植手技の決定に重要となる。

（次ページに続く）

2.7 スプリットリッジ法を用いた歯槽堤拡大

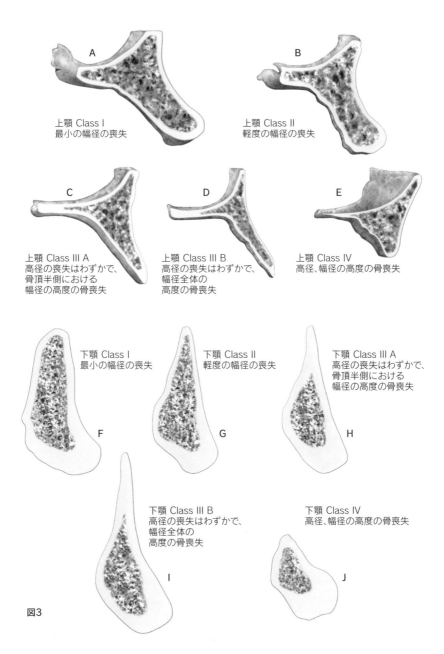

図3

97	**同意書の確認** 患者に、同意書を確認する時間と、質問や不安事項を尋ねる機会を十分に与え、その上でサインをもらう。同意書は1つ以上必要になることもある（例：必要に応じて抜歯のための同意書、経口鎮静（笑気）のための同意書など）	
98	**投薬** 抗菌薬、抗炎症薬、鎮痛薬、抗菌含嗽薬を推奨	
99	**麻酔の奏功** 局所麻酔を十分に奏功させ、静脈内あるいは経口鎮静（笑気）を追加することもある	
100	**粘膜骨膜弁の剥離** 全層弁にて粘膜弁の剥離を行う。フラップは歯槽骨の幅や形態、隆線がよく見えるように十分に大きく翻転する。近遠心ともスプリットするエリアより約10mm離してフラップを延伸する（図5B）	
101	**歯槽骨整形** 歯槽頂部を平坦化するために歯槽骨整形を行う。ショートインプラントの埋入を避け鼻腔から安全域を設ける	
102	**顎堤頂への骨形成** 歯槽骨頂の中央に縦の骨形成を699番のXXLバーの切削面がすべて入る深さまで行う。このステップは唇側または口蓋側に穿孔しないように十分な注意を払って行う（本術式のこの部分は代替的にピエゾトームを用いてもよい）。常に、冷却精製水または生理食塩水で十分に注水冷却を行う。バーは10mm以上深く入れてはいけない	
103	**骨への縦切開（任意）** 皮質骨が厚い場合にはダイヤモンドラウンドバーを用いて水平方向に1つ、垂直方向に2つ骨形成を行う。切開は皮質骨のみにとどめ、海綿骨まで到達させない	
104	**エキスパンジョン** エキスパンジョン（拡張）を続ける。エキスパンディングチゼルを骨形成部に挿入する。エキスパンディングチゼルにはさまざまなメーカーのものがあり、通常3、4、5、6mmの直径からなる（図4、5C）。2つ以上のチゼルを用いると、上	（次ページに続く）

> リッジエキスパンジョンは萎縮した顎骨に対して、高い生存率（91.7%～100%）と成功率（88.2%～100%）を示し、有効な骨増生法のひとつである。GBR法を併用することで、辺縁骨吸収を抑制できる。
> Coatoam GW, Mariotti A. J Periodontol 2003;74(5):757-770.

2.7 スプリットリッジ法を用いた歯槽堤拡大

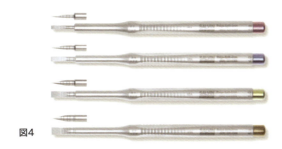

図4

104	顎骨は弾性を失い、同時埋入が困難となり待時埋入（4～5ヵ月以内）の2回法としなければならない。よって、最初の1本または2本のチゼルを用いたら、次のステップはインプラント埋入となる。スプリットリッジ法直後のインプラント埋入は2回法とならないように頬側骨の崩壊を避ける。チゼルは埋入予定のインプラントの全長まで用いる	
105	**インプラント埋入** 埋入窩の形成はアンダー形成（インプラントの長径よりも短いところで止める）とし、インプラントを埋入する（図5D、E）	
106	**骨移植材料の填入** 骨移植材料をインプラント間に填入し、拡張した全エリアをコラーゲンメンブレン（Oratape, Salvin）にて被覆する	
107	**減張切開と縫合** テンションフリーによる初期閉鎖のために、骨膜を減張切開してフラップを縫合する（図5F）	
108	**術後X線撮影** 術後記録のための最終的なX線を撮影する	
109	**暫間修復物の装着** 暫間修復物を装着する。顎堤増生術の後は、可撤性の旧義歯は歯槽堤の形態変化のため使用できないため、新しい可撤性の暫間修復物を製作しておく	
110	**術後の注意事項の説明** 術後の注意事項の説明を行う。衛生、摂食、投薬について指導する（61ページ「インプラント埋入/GBR後の指導」参照）	

（次ページに続く）

2 外科

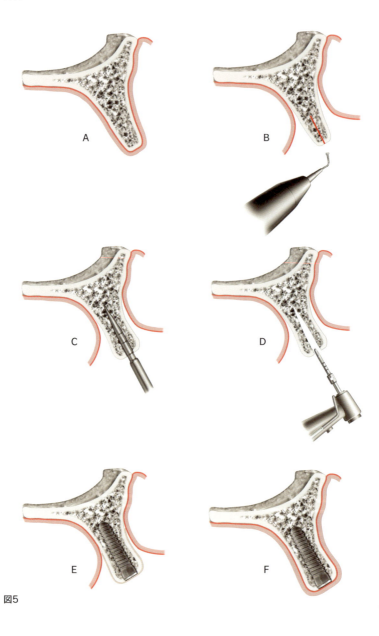

図5

2.8 異種骨を用いたブロック骨移植

	異種骨を用いたブロック骨移植	✓
111	**治療計画の立案** 十分な臨床診査と CT スキャンの確認を行い、治療計画を立案する（19 ページ「治療計画の立案」参照）。欠損部位がブロック骨移植の適応の確認のために骨喪失パターンの形態と軟組織の構造を評価する	
112	**同意書の確認** 患者に、同意書を確認する時間と、質問や不安事項を尋ねる機会を十分に与え、その上でサインをもらう。同意書は 1 つ以上必要になることもある（例：必要に応じて抜歯のための同意書、経口鎮静（笑気）のための同意書など）	
113	**投薬** 抗菌薬、抗炎症薬、鎮痛薬、抗菌含嗽薬を推奨	
114	**麻酔の奏功** 局所麻酔を十分に奏功させ、静脈内あるいは経口鎮静（笑気）を追加することもある	

（次ページに続く）

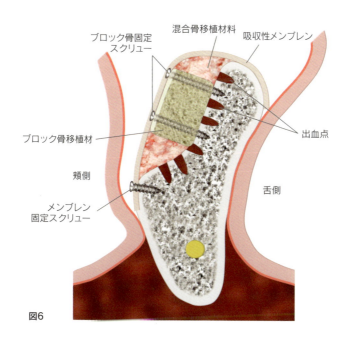

図6

115	**切開・剥離** 切開および、全層弁で剥離を行う。骨移植終了時にテンションフリーな閉創ができるようにブロックの境界の近遠心から約15mm離れるように、十分に大きく歯槽頂切開と斜め方向の縦切開を入れる	
116	**受容部位の前処置** 受容部位の形成を行う。大きな骨整形用バーを用いて受容部位の形成を行い、小さなラウンドまたは1.1mmのストレートバーを用いて海綿骨層からの出血を確実にするために小さい孔を形成する（頬側壁のデコルチケーション）	
117	**ブロック骨の前処置** 豆知識1 ブロック骨を約5分生理食塩水に浸潤させる	

	ブロック固定のコツ	✓
118	ラグスクリューテクニックの手順を踏む	
119	ブロックの動揺や回転を防止するために、少なくとも2本のスクリューを用いる	
120	小さなラウンドバーを用いて、皮質骨層にカウンターシンクをつけ、固定用スクリューが皮質骨表面と水平になるようにする。これは、治癒期間中の軟組織穿孔や裂開の可能性を最小限にして、スクリューの突出を防止する	
121	スクリューを締め付けすぎない	
122	ブロックの破折を避けるために2本のスクリューを過度に近接させない	
123	受容部位の反対側の皮質骨板に噛み込むことが重要である。このため、短い固定用スクリューは使用しない	
124	舌側または口蓋側に突き出たスクリューの先端はフィッシャーバーでカットする	
125	ブロック骨を固定した後、ブロックの縁や角に鋭利な部分がないかを確認し、ある場合には大きなダイヤモンドラウンドバーで滑らかにする	

ブロック骨移植に用いられる移植材料として、自家骨および合成骨を比較した研究においてインプラントの生存率に有意差はなかった（自家骨：73.8%〜100%；合成骨：72.8%〜100%）。
Motamedian SR, et al. Ann Maxillofac Surg 2016;6(1):78-90.

2.9 側方アプローチによる上顎洞底挙上術

	側方アプローチによる上顎洞底挙上術	✓
126	**治療計画の立案** 十分な臨床診査とCTスキャンの確認を行い、治療計画を立案する（19ページ「治療計画の立案」参照）。大きな病変や隔壁の存在は本術式の禁忌となりうるため、上顎洞内の軟組織病変や隔壁の可能性を評価する	
127	**同意書の確認** 患者に、同意書を確認する時間と、質問や不安事項を尋ねる機会を十分に与え、その上でサインをもらう。同意書は1つ以上必要になることもある（例：必要に応じて抜歯のための同意書、経口鎮静（笑気）のための同意書など）	
128	**投薬** 抗菌薬、抗炎症薬、鎮痛薬、抗菌含嗽薬を推奨	
129	**麻酔の奏功** 局所麻酔を十分に奏功させ、静脈内あるいは経口鎮静（笑気）を追加することもある	
130	**切開・剥離** 切開および、全層弁で剥離を行う。フラップは歯槽骨の幅を十分に確認できるように十分に大きく剥離し予定する骨窓の境界から近遠心に約15mm離したところに末広がりに斜切開を加える	
131	**骨窓形成** 豆知識1 骨窓を形成する。側壁にダイヤモンドラウンドバーにて骨窓の外形線を描記する。高さは約15mm、幅20mmとする。骨窓が周囲骨と完全に分離したことを確認する。骨窓の下方の境界部は上顎洞底より2〜3mm上方に、近心の境界部は上顎洞の近心壁より2〜3mm遠心に設定する。使用可能であれば、骨窓形成にピエゾトームを用いてもよい。本ステップ中の洞粘膜の裂開を最小限にするために、骨窓の角は鋭利にしない（楕円形の骨窓が望ましい）	

（次ページに続く）

> **豆知識1** ピエゾトームまたは切削器具を用いて骨窓を形成した場合、両者のテクニックにおいて、インプラントの生存率に差は認められなかったが、ピエゾトームを用いた場合は手術時間が長くなることが報告されている。
> Atieh MA, et al. Int J Oral Maxillofac Implants 2015;30(6):1262-1271.

132	**上顎洞粘膜の挙上** 上顎洞粘膜を挙上する。上顎洞底、前壁、近心壁から必要な高さまで完全に上顎洞粘膜を挙上する。上顎洞粘膜を挙上する直前に、骨窓は完全に除去するか、新しい上顎洞底として内側へ押し上げる	
133	**骨移植材料の填入** 骨移植材料を填入する。移植材料には、挙上エリアの天蓋部分に敷くコラーゲンメンブレンまたはテープ（例：Oratape, Salvin）、骨移植材料の混合（例：他家骨と異種骨）、そして Bio-Gide（Geistlich）などの骨窓を覆うための持続性がありかつしなやかな吸収性メンブレンを使用する	
134	**縫合** 粘膜弁を縫合し閉じる。テンションフリーの初期閉鎖を獲得するために Gore-Tex 縫合糸（W. L. Gore）または Vicryl 縫合糸（Ethicon）を用いる	
135	**術後 X 線撮影** 術後記録のための最終的な X 線を撮影する	
136	**暫間修復物の装着** 切開線や移植部位に暫間修復物の圧力がかからないようにすることが重要である	
137	**術後の注意事項の説明** 衛生、摂食、投薬について指導する（65 ページ「上顎洞底挙上術後の指導」参照）	
138	**術後管理** フォローアッププロトコールについて説明する。患者は翌日と 2 週後の抜糸時に来院してもらい、5〜7ヵ月後に移植部位へのインプラント埋入を行う	

> 骨補填材料を使用しない上顎洞底挙上術の 11 文献の検索（対象症例の残存骨高径は 5〜9mm）において、5ヵ月後の骨高径の改善は平均 3.43mm で、インプラント生存率は 94%〜100% を示した。
> Pérez-Martínez S, et al. J Clin Exp Dent 2015;7(2):e316-319.

ミニインプラント および ナローインプラント

3

3.1	ミニインプラントあるいはナローインプラントの治療計画	51
3.2	ミニインプラントあるいはナローインプラント埋入：フラップレスプロトコール	53
3.3	ミニインプラントあるいはナローインプラント埋入：全層弁プロトコール	55
3.4	ミニインプラントあるいはナローインプラントの補綴プロトコール	57

3　ミニインプラントおよびナローインプラント

ミニインプラント

3.1 ミニインプラントあるいはナローインプラントの治療計画

	ミニインプラントおよびナローインプラントの治療計画	✓
1	可能性のある既存のリスクファクターや禁忌のために全身状態のスクリーニング (11ページ「全般的リスクファクター」参照)	
2	骨のCT像を評価 正確な距離の計測、関連する解剖学的ランドマークや病理学的問題点の評価 (15ページ「CTスキャン評価」参照)	
3	インプラントの本数を決定。可能であれば下顎は5本、上顎は6本を推奨	
4	インプラントの埋入位置を計画。不均等の5本埋入よりも4本の均等配置を推奨	
5	埋入プロトコールを決定 フラップレスにするかどうかの決定。骨整形が必要な場合はフラップ形成する。これは骨頂の形態と幅によって決められる	
6	インプラント径は使用可能な最大のものを選択	
7	骨密度や力学要因を評価して、荷重プロトコールを決定 即時ないしは待時／2回法でリベースを行い、ピックアップ印象で製作(52ページ「力のファクター」参照) 初期固定が適正でないとき、あるいはフラップの剥離が必要な場合には、待時／2回法とする	
8	新義歯をインプラント埋入と同時に製作しない場合は、旧義歯の適合と咬合を確認	
9	義歯負担の軟組織を評価する。過剰な肉は、インプラント埋入手術前あるいは術中に、電気メスやレーザーで適正な2～3mm厚に減じる	

10	通常にマウントした診断用模型により、修復に必要な垂直距離を評価する。咬合時の垂直距離が少ない場合は、埋入時に骨整形を行う
11	**パラファンクションを評価** (13ページ「機能的なリスクファクター」参照) **強い噛み締めや何かパラファンクション（ブラキシズム、クレンチングあるいは舌弄癖）がある場合は、補綴プロトコール（ピックアップ）を遅らせて、夜間の義歯着用を避け、無咬頭義歯を使用する** ここでのピックアップとは、アタッチメントを介してインプラントと義歯が連結されること
12	術後、家や仕事場で行う口腔衛生法を文書で渡す。これらの文書は、インプラントの長期予後とインプラント周囲の健康に重要となる

力のファクター

治療計画のガイドラインに加えて、治療計画策定時に下記の重要なファクターを考慮しなければならない。

13	**患者の年齢** インプラントは若い患者ほど大きなストレスとなる
14	**性別** 男性患者は通常強い咬合力である
15	**対合歯** 対合が可撤性補綴装置の場合はミニインプラント支持補綴にとって好都合である
16	**パラファンクション** 何らかのパラファンクション（ブラキシズム、クレンチング、舌弄癖）は、ミニインプラントにとって悪い影響を及ぼす
17	**歯列上のインプラントの位置** 臼歯部のインプラントはより大きな咬合力がかかる
18	**食事** インプラント埋入後3ヵ月は軟食プロトコールに従うことが重要となる

3.2 ミニインプラントあるいはナローインプラント埋入：フラップレスプロトコール

	ミニインプラントあるいはナローインプラント埋入：フラップレスプロトコール	✓
19	**同意書の確認** 患者に、同意書を確認する時間と、質問や不安事項を尋ねる機会を十分に与え、その上でサインをもらう。同意書は1つ以上必要になることもある（例：必要に応じて補綴術式のための同意書、経口鎮静（笑気）のための同意書など）	
20	**投薬** 抗菌薬、抗炎症薬、鎮痛薬、抗菌含嗽薬を推奨	
21	**麻酔の奏功** 局所麻酔を十分に奏功させ、静脈内あるいは経口鎮静（笑気）を追加することもある	
22	**（術前に用意していれば）サージカルガイドを設置** ラボ製かコンピュータ製のサージカルガイドを使用できる	
23	**埋入起始点の形成** 常に、精製水または生理食塩水で十分に注水冷却を行う	
24	可能であれば骨形成部位にドリルを入れた骨形成のX線写真撮影。骨形成の角度と位置の決定に有益	
25	**ドリリングの継続** 画像診断で確認し、インプラントの直径と骨密度に応じた骨形成を継続。多くのケースでは、ミニインプラントの骨形成には一本のドリルで十分となる。しかし、ミニインプラントの直径が2mm以上で骨密度が高い場合は、骨形成を適切に拡大するために次のドリルが必要となる。インプラント長径の1/2および1/3の長さでドリリングする	
26	インプラント窩を洗浄し、骨屑を吸引除去する	

 CTにより埋入位置が計画され、作製されたサージカルガイドは術者の正確なドリリングを助けてくれる。特にフラップレス手術においてはその効果は大きい。ファイナルドリル→インプラント埋入までをサポートしてくれるシステムが望ましい。
Al-Faraje L. Surgical Complications in Oral Implantology: Etiology, Prevention, and Management. Chicago: Quintessence, 2011;2.

3 ミニインプラントおよびナローインプラント

27	**適切深度にインプラントを埋入** 推奨ツールを使用し（手用ドライバー、ハンドラチェット）、締めすぎたり、インプラントをグローブで触れたりしない。最低35Ncmの初期固定を確保する。埋入ツールの使用中に側方力を避けないと、インプラントの角度に影響を与える。インプラント窩への埋入では注水はあってもなくてもよい	
28	**患者記録のための最終的なX線を撮影する**	
29	**義歯をリラインする** この時点で、即時荷重（埋入直後にピックアップが行われる）か否かを決定する。適正な初期固定に達しない場合には待時修復とする。補綴処置のために、関連チェックリストを確認する。次に義歯をリリーフし（ミニインプラントのヘッド部が歯肉を突き抜けているところ）、軟質リライン材を使用する。即時荷重のために、初期固定はすべてのインプラントで35〜45Ncmの間にする。もし初期固定がこれ以下の場合は、待時荷重を行うか、骨密度の良い部位へインプラントを埋入する	
30	**術後の患者指導（口腔衛生、摂食、投薬）** （61ページ「インプラント埋入/GBR後の指導」参照）	

3.3 ミニインプラントあるいはナローインプラント埋入：全層弁プロトコール

ミニインプラントあるいはナローインプラント埋入：全層弁プロトコール ✓

骨頂が狭小な場合は、幅広の骨頂を得るための骨整形をするために全層弁が推奨される。これにより術者はより径の太いインプラントを正確に骨頂の中心に埋入することが可能になる。

31	**同意書の確認** 患者に、同意書を確認する時間と、質問や不安事項を尋ねる機会を十分に与え、その上でサインをもらう。同意書は1つ以上必要になることもある（例：必要に応じて補綴術式のための同意書、経口鎮静（笑気）のための同意書など）	
32	**投薬** 抗菌薬、抗炎症薬、鎮痛薬、抗菌含嗽薬を推奨	
33	**麻酔の奏功** 局所麻酔を十分に奏功させ、静脈内あるいは経口鎮静を追加することもある	
34	**粘膜骨膜弁を剥離** 歯槽骨の幅、形、方向がよくわかるように十分大きく翻転する	
35	**骨頂の平滑化のための骨整形** ドリリング可能な最小限の骨頂を削除する一方、ショートインプラントを避け、解剖学的ランドマークから安全な距離を保つ（例：下歯槽神経、オトガイ神経とそのループ、上顎洞底）。	
36	**埋入起始点の形成** 常に、精製水または生理食塩水で十分に注水冷却を行う	
37	**可能であれば骨形成部位にドリルを入れた骨形成のX線写真撮影** 骨形成の角度と位置の決定に有益	

（次ページに続く）

3　ミニインプラントおよびナローインプラント

38	**ドリリングの継続** 画像診断で確認し、インプラントの直径と骨密度に応じた骨形成を継続。多くのケースでは、ミニインプラントの骨形成には1本のドリルで十分となる。しかし、ミニインプラントの直径が2mm以上で骨密度が高い場合は、骨形成を適切に拡大するために次のドリルが必要となる。インプラントの1/2および1/3の長さでドリリングする	
39	**インプラント窩を洗浄し、骨屑を吸引除去する**	
40	**適切深度にインプラントを埋入** 推奨ツール（手用ドライバー、ハンドラチェット）を使用し、締めすぎたり、インプラントをグローブで触れたりしない。最低35Ncmの初期固定を確保する。埋入ツールの使用中に側方力を避けないと、インプラントの角度に影響を与える。インプラント窩への埋入では注水はあってもなくてもよい	
41	**患者記録のための最終的なX線を撮影する**	
42	**義歯をリラインする** 弁を剥離するとき、硬質リラインの手術日の使用は推奨しない。歯肉レベル上のインプラント部と補綴装置の粘膜面間の接触を避けるためには義歯を調整後に、軟質リラインを行う。硬質リラインは術後1～2ヵ月して軟組織の治癒後に行うが、35Ncmに達していない場合には3～4ヵ月後に行う。補綴処置に関しては、関連チェックリストを参照	
43	**術後の患者指導（口腔衛生、摂食、投薬）** (61ページ「インプラント埋入/GBR後の指導」参照)	
44	**フォローアップの再診予約** フォローアップは翌日行い、硬質リライン処置ができるまで、通常1～4ヵ月後まで毎月、それ以降は隔月にするべきである	

3.4 ミニインプラントあるいはナローインプラントの補綴プロトコール

ミニインプラントあるいはナローインプラントの補綴プロトコール

もし初期固定や骨密度が良好で弁剥離がない場合は、ボールタイプのミニインプラントないしはナローインプントによる補綴術式は、インプラント埋入後即時荷重をすることができる。もし初期固定や骨密度が十分ではない、あるいは弁の剥離が必要であれば、インプラント埋入後、2〜4ヵ月間待時する。

45	**同意書の確認** 患者に、同意書を確認する時間と、質問や不安事項を尋ねる機会を十分与え、その上でサインをもらう	
46	**補綴装置にインプラントポジションを転写** 消えない鉛筆やトンプソンスティックでインプラントヘッド部に印を付け、義歯粘膜面にその部位を転写する	
47	**義歯を取り出す** 義歯の完全な装着のために、義歯とインプラント間に干渉が生じないように義歯にアクリリックバーを用いて小窩ないしは凹を設ける 完全な位置決めを確認するために、義歯とキャップ間に干渉なくOリングキャップを設置して義歯を再装着する	
48	**硬質レジンでピックアップ**	
	以下のステップは適切な義歯のリリーフの確認後に行われなければならない。	
49	軟組織より上のインプラント部全体に油性ジェルを貼付	
50	ブロックアウトシムから 1.5〜2.0mm の小片を切断	
51	**シムを位置づけ、インプラント上にキャップを設置** ボールアタッチメント上のキャップの完全なシーティングを確認	
52	義歯の小窩ないしは凹部を十分に埋めて、メタルハウジングと粘膜面部分の義歯の支持を確認	
53	**レジンを填入し、患者の口腔内に義歯を入れ中心咬合位でしっかりと噛ませる** 軟組織の構造を崩さないよう過剰な咬合力は避けること 硬質リラインの指導について、5〜10 分とること	

(次ページに続く)

54	**義歯を取り出して調整する** 義歯を取り出し、シムを義歯ないしはインプラントから取り出す。粘膜面をトリミングして研磨する	
55	**最終チェック** 適合と義歯の咬合を確認し、もし患者がリライン材の重合中にいつもどおり噛んでいなかったらピックアップ処理の過程で咬合が狂うこともある	
56	**フォローアッププロトコールを説明し、スケジュールを決定** 患者はフォローアップ来院まで48時間義歯を装着させる。その後、患者は年に2回ルーティーンのクリーニングを行う。O-リングは12〜18ヵ月ごと、必要に応じて交換する	
57	患者記録のために最終的なX線を撮影する	

術後指導

4

4.1	インプラント埋入/GBR 後の指導	**61**
4.2	ソケットグラフト後の指導	**62**
4.3	ブロック骨移植後の指導	**64**
4.4	上顎洞底挙上術後の指導	**65**
4.5	鎮静後の指導	**66**

4　術後指導

術後

4.1 インプラント埋入/GBR後の指導

	インプラント埋入/GBR後の指導	✓
1	処方薬剤の服用と使用法 抗菌薬、鎮痛薬、抗炎症薬、抗菌含嗽薬	
2	禁煙 [豆知識1]	
3	ストローで液体を吸わない	
4	創部の腫脹、痛み、出血斑の予測	
5	安静の指示	
6	術後24時間は15分ごとに術野側を保冷剤で軽く圧をかけながら冷却する	
7	複数本のインプラント埋入の場合、2日間は流動食（Carnation Instant Breakfast, Meritene, Ensureなど）、翌日から少なくとも2週間（創が完全に閉鎖するまで）は軟食（マッシュポテトやスクランブルエッグ等）の摂食指導	
8	術後2週間は仮の補綴装置は使用しない。2週間後以降は使用してもいいが、装着した状態での食事や就寝は禁止	
9	縫合糸を見ようと、口唇や頬を持ち上げたり押したりしない	
10	術後2、3日は術部付近のブラッシング、フロスの使用をしない。その後4週間はブラッシングとフロスは非常に軽い力で行う	
11	即時荷重の場合は、6〜8週間はインプラント部での咀嚼を避ける	
12	2週間後に抜糸	
13	薬を服用しても不快感が継続したり不安がある場合には再診予約を指示	

豆知識1 喫煙者と非喫煙者の比較では、5年間で喫煙者に倍のインプラントの失敗を認めた。
Cavalcanti R, et al. Eur J Oral Implantol 2011;4(1):39-45.

4.2 ソケットグラフト後の指導 Instructions for Socket Grafting

	ソケットグラフト後の指導	✓
14	処方薬剤の服用と使用法 抗菌薬、鎮痛薬、抗炎症薬、抗菌含嗽薬	
15	術後 12 時間は 15 分ごとに術野側を保冷剤で冷却する	
16	術野からの少量の出血は正常 少量出血の場合、ガーゼを 30 〜 45 分噛むこと。それでも出血が続く場合は、すぐの連絡を指示	
17	術後 2 日目から、クロルヘキシジンもしくは温かい塩水によるうがいを励行	
18	術後 2 週間、術野周辺では軟食（マッシュポテトやスクランブルエッグ等）を摂食	
19	ストローで吸ったり、つばを吐いたり、喫煙はしない	
20	術後 1 〜 2 日は術部付近のブラッシングは避ける	
21	術後 24 時間はできるかぎり安静にし、激しい運動は避ける	
22	38℃以上の発熱、出血が止まらない、異常な疼痛、処方された薬の副作用が出た場合は連絡する	
23	術後の経過観察と抜糸のための再診予約	

（次ページに続く）

4.2 ソケットグラフト後の指導

上顎の歯根と上顎洞が近接していたことにより、術中上顎洞と抜歯窩が交通した場合、以下の指示に従うこと：

24	鼻をかまない	
25	鼻を通してではなく口をあけてくしゃみをする	
26	少なくとも1週間は水泳や激しい運動を避ける	
27	数日間少量の鼻出血が続くことは珍しくない	
28	上顎洞との交通が継続する場合には閉鎖のための追加処置も必要となる	

4.3　ブロック骨移植後の指導

	ブロック骨移植後の指導	✓
29	処方薬剤の服用と使用法 抗菌薬、鎮痛薬、抗炎症薬、抗菌含嗽薬	
30	供給部位（下顎）の腫脹、疼痛、出血斑が予想される	
31	術後 24 時間はできるかぎり安静にし、激しい運動は避ける	
32	移植部周辺の口唇や頰を圧迫しない	
33	喫煙を控える 移植の失敗要因となる	
34	創部が治癒するまで術部で嚙まない 少なくとも 14 日間	
35	ストローで液体を吸わない	
36	術後 24 時間、15 分ごとに術野側を保冷剤で軽く圧をかけて冷却する	
37	変な味やひりひり感、スクリューの露出があるときはすぐの報告を指示	
38	2 日間は流動食（Carnation Instant Breakfast, Meritene, Ensure など）、翌日から少なくとも 2 週間（創が完全に閉鎖するまで）は軟食（マッシュポテトやスクランブルエッグ等）を摂食	
39	術後 2 週間、食事中および睡眠中は補綴装置を装着禁止	
40	3、4 ヵ月はフットボールやボクシングのようなコンタクトスポーツを避ける	
41	38℃以上の発熱、出血が止まらない、異常な疼痛、処方された薬の副作用が出た場合は連絡する	
42	術直後および当日のブラッシングは避けて、翌日から再開	

4.4 上顎洞底挙上術後の指導

	上顎洞底挙上術後の指導	✓
43	**処方薬剤の服用と使用法** 抗菌薬、鎮痛薬、抗炎症薬、抗菌含嗽薬	
44	**禁煙**	
45	**２週間鼻をかまない** 鼻をかむことで陽圧が発生し、軟組織の層を通って空気が広がり、気腫になるため	
46	**ストローで液体を吸わない** 上顎洞内の陰圧を作ってしまうため	
47	**くしゃみやせきはしない** もし避けられない場合は、上顎洞の内圧を減らすため口を開けておくこと	
48	**手術後、当日は鼻出血（継続する少量の出血）の可能性がある**	
49	**術後３～７日間はできるかぎり安静にする。**	
50	**術後 24 時間は、術野側の頬を保冷剤で軽く圧をかけて冷却**	
51	**頭を高い位置に保つ** 手術当日の夜は、２個以上の枕を使用し頭の位置を高くして、気道の閉塞や血液や唾液の誤嚥を防ぎ、浮腫を軽減する	
52	**２日間は流動食（Carnation Instant Breakfast, Meritene, Ensure など）、翌日から少なくとも２週間（創が完全に閉鎖するまで）は軟食（マッシュポテトやスクランブルエッグ等）を摂食**	
53	**２週間は補綴装置を装着禁止**	
54	**縫合糸を見ようと、口唇を持ち上げたり押したりしない**	
55	**１週間後に来院経過観察**	
56	**鼻の中に細粒感を感じる、薬を服用しても不快感が継続したり不安がある場合は再診予約を指示**	

4.5 鎮静後の指導

Postoperative Sedation Instructions

	鎮静後の指導	✓
57	術後 24 時間は誰かが患者に付き添う	
58	細身のTシャツのようなきつめの服は着ない。快適、ゆったりめで、できれば短めの袖の服を着ること。軽めのジャケットやセーターを持って来てもらう。首回り、耳のアクセサリーはすべて外す	
59	ネイルはしない	
60	ハイヒールや厚底靴は履かない 反射が鈍くなっているため、そのような靴で歩くのは危険である	
61	化粧はしない 術野が不潔になるため	
62	普段から服用している薬を確認し、手術予約日に処方薬を持ってくる	
63	糖尿病の場合、手術当日の朝、処方されたインスリンの半量を服用する インスリン依存性糖尿病患者は優先的に早めの時間に予約すること	
64	鎮静をする場合は、少なくとも手術に２時間はかかると予定しておく	
65	１人で帰らないこと。大人の付添い人と帰る	
66	車両や重機の運転禁止	

インプラント手術用器具の準備

5

5.1	基本的なインプラント手術用器具の準備	**69**
5.2	即時埋入インプラント手術用器具の準備	**70**
5.3	ソケットグラフトのための器具の準備	**71**
5.4	GBRのための器具の準備	**72**
5.5	歯槽頂アプローチによる上顎洞底挙上術用器具の準備	**74**
5.6	スプリットリッジ法による歯槽堤拡大のための器具の準備	**76**
5.7	側方アプローチによる上顎洞底挙上術用器具の準備	**78**
5.8	自家骨を使用した骨移植のための器具の準備	**80**
5.9	出血コントロールおよび気道確保のための器具・器材	**82**
5.10	口腔内における骨採取のための器具・器材	**83**
5.11	縫合用材料	**84**

5 インプラント手術用器具の準備

5.1 基本的なインプラント手術用器具の準備

	基本的なインプラント手術用器具の準備	✓
1	インプラントリトラクター	
2	ミネソタリトラクター	
3	セルディンリトラクター	
4	ウェイダー舌用リトラクター（下顎症例の場合）	
5	シーゲル円状メス用ハンドル	
6	No.15C 刃	
7	モルト 9 骨膜剥離子	
8	ローズチゼル（バックアクション用チゼル） フラップ翻転後の軟組織の骨表面の洗浄に使用する	
9	アドソン鋸歯状ロックなしピンセット	
10	アドソン 1 × 2 ピンセット（ロックあり）	
11	カストロビージョ式ノギス	
12	アイリス湾曲切断用ハサミ	
13	持針器	
14	歯周プローブ	
15	口腔内ミラー	
16	ディスポーザブルの軟組織パンチ フラップを開けないインプラント埋入時に使用する	
17	縫合用材料 この章の最後に推奨される縫合用材料を紹介する	

　上記の器具および材料に追加して、麻酔用器具および麻酔薬、インプラント手術用キット、手術用モーター、インプラント用コントラアングルハンドピース、使い捨ての灌注チューブ、滅菌生理食塩水、使い捨て感染予防用品（滅菌グローブ、マスク、滅菌不織布ガーゼ、ヘッドキャップ、滅菌エプロン、および滅菌ガウンなど）が必要。

5.2 即時埋入インプラント手術用器具の準備

即時埋入インプラント手術用器具の準備 ✓

以下の器材は、基本的なインプラント手術用器具（5.1）に加えて必要となる。

18	ペリオトームセット	
19	ルーカスキュレット（小）	
20	挺子（ストレート、3または5mm）	
21	メンブレン設置用器具	
22	先端が平滑なメンブレン用ピンセット	
23	移植材料パッカー（填塞器）	
24	移植材料の混合カップ	
25	リンデマン側方切削用ドリル	
26	骨移植材料	
27	コラーゲンメンブレン 術式により必要となる	

ピエゾトーム（Acteon, Satelec）があれば、非侵襲性の摘出用のペリオトームに代用できる。

5.3 ソケットグラフトのための器具の準備

	ソケットグラフトのための器具の準備	✓
28	インプラントリトラクター	
29	ミネソタリトラクター	
30	セルディンリトラクター	
31	ウェイダー舌用リトラクター（下顎用）	
32	ペリオトームセット	
33	挺子（ストレート、3または5mm）	
34	歯牙片および残根用鉗子 ペリオトーム、挺子に加え、必要になる場合がある	
35	ルーカスキュレット 小さいサイズ；徹底的な抜歯窩掻爬のために使用	
36	滅菌食塩水	
37	メンブレン設置用器具	
38	先端が平滑なメンブレン用ピンセット	
39	移植材料パッカー（填塞器）	
40	移植材料の混合カップ	
41	骨移植材料 例：他家移植材料、異種移植材料、または人工生体移植材料	
42	コラーゲン材料 例：コラーゲンテープまたはコラーゲンプラグ	
43	縫合材料 (84ページ「縫合用材料」参照)	

（次ページに続く）

上記の器具および材料に追加して、麻酔用機具および麻酔薬、インプラント手術用キット、手術用モーター、インプラント用コントラアングルハンドピース、使い捨ての灌注チューブ、滅菌生理食塩水、使い捨て感染予防用品（滅菌グローブ、マスク、滅菌不織布ガーゼ、ヘッドキャップ、滅菌エプロン、および滅菌ガウンなど）が必要。ピエゾトーム（Acteon, Satelec）があれば、非侵襲性の摘出用のペリオトームに代用できる。

5.4 GBR のための器具の準備

GBR Instrumentation Setup

	GBR のための器具の準備	✓
44	インプラントリトラクター	
45	ミネソタリトラクター	
46	ウェイダー舌用リトラクター（下顎）	
47	シーゲル円状メス用ハンドル	
48	No.15C 刃	
49	モルト 9 骨膜剥離子	
50	ローズチゼル（バックアクション用チゼル） フラップ翻転後の軟組織の骨表面の洗浄に使用する	
51	ストレートサージカルハンドピース（1：1）	
52	ストレートサージカルハンドピース用スモールラウンドバー	
53	歯周プローブ	
54	口内鏡	
55	プリチャードのエレベータ	
56	メンブレン設置用器具	
57	先端が平滑なメンブレン用ピンセット	
58	アドソン鋸歯状ロックなしピンセット	
59	アドソン 1 × 2 ピンセット（ロックあり）	
60	移植材料の混合カップ	

（次ページに続く）

61	アイリス湾曲切断用ハサミ
62	持針器
63	仮縫合用キットまたはスクリュー固定キット
64	縫合材料 (84 ページ「縫合用材料」参照)

　上記の器具および材料に追加して、麻酔用機具および麻酔薬、インプラント手術用キット、手術用モーター、インプラント用コントラアングルハンドピース、使い捨ての灌注チューブ、滅菌生理食塩水、骨移植材料（例：他家移植材料、異種移植材料、人工生体移植材料、または rhBMP-2/ACS）、メンブレン（例：Bio-Gide [Geistlich]、OraMem [Salvin]、またはチタンメッシュ）、使い捨て感染予防用品（滅菌グローブ、マスク、滅菌不織布ガーゼ、ヘッドキャップ、滅菌エプロン、および滅菌ガウンなど）が必要。また、複数のインプラントを同時に埋入する場合、インプラント手術用キットおよびコントラアングルハンドピースが必要。

5.5 歯槽頂アプローチによる上顎洞底挙上術用器具の準備
Crestal Sinus Elevation Instrumentation Setup

	歯槽頂アプローチによる上顎洞底挙上術用器具の準備	✓
65	インプラントリトラクター	
66	ミネソタリトラクター	
67	シーゲル円状メス用ハンドル	
68	No.15C メス刃	
69	ディスポーザブルの軟組織パンチ フラップを開けないインプラント埋入時に使用する	
70	モルト9骨膜剥離子	
71	ローズチゼル（バックアクション用チゼル） フラップ翻転後における、あらゆる骨表面の軟組織の清掃に使用する	
72	歯周プローブ	
73	口内鏡	
74	ストッパー付サイナスオステオトームキット	
75	ミードマレット	
76	メンブレン設置用器具	
77	先端が平滑なメンブレン用ピンセット	
78	移植材料の混合カップ	
79	骨移植材料	
80	コラーゲンメンブレン	
81	移植材料パッカー（填塞器）	

（次ページに続く）

5.5 歯槽頂アプローチによる上顎洞底挙上術用器具の準備

82	アドソン鋸歯状ロックなしピンセット
83	アドソン1×2ピンセット（ロックあり）
84	アイリス湾曲切断用ハサミ
85	持針器
86	**Sinuscope用の器材** Sinuscope使用下での歯槽頂アプローチによる上顎洞底挙上術が望ましい場合
87	縫合材料 （84ページ「縫合用材料」参照）

　上記の器具および材料に追加して、麻酔用機具および麻酔薬、インプラント手術用キット、手術用モーター、インプラント用コントラアングルハンドピース、使い捨ての灌注チューブ、滅菌生理食塩水、使い捨て感染予防用品（滅菌グローブ、マスク、滅菌不織布ガーゼ、ヘッドキャップ、滅菌エプロン、および滅菌ガウンなど）が必要。

5.6 スプリットリッジ法による歯槽堤拡大のための器具の準備
Expansion by Split-Ridge Technique Instrumentation Setup

スプリットリッジ法による歯槽堤拡大のための器具の準備	✓
88	インプラントリトラクター	
89	ミネソタリトラクター	
90	シーゲル円状メス用ハンドル	
91	No.15C メス刃	
92	モルト 9 骨膜剥離子	
93	ローズチゼル（バックアクション用チゼル） フラップ翻転後における、あらゆる骨表面の軟組織の清掃に使用する	
94	歯周プローブ	
95	口内鏡	
96	ストレートサージカルハンドピース（1：1）	
97	円形または楕円形の歯槽形成バー	
98	45 度手術用ハンドピース（高速後方排気）	
99	高速手術ハンドピース用 700 XXL テーパー付カーバイドバー	
100	リッジ分割 / 拡張チゼルセット（Salvin）	
101	ミードマレット	
102	メンブレン設置用器具	
103	先端が平滑なメンブレン用ピンセット	
104	移植材料の混合カップ	

（次ページに続く）

5.6 スプリットリッジ法による歯槽堤拡大のための器具の準備

105	骨移植材料
106	コラーゲンメンブレン
107	移植材料パッカー（填塞器）
108	アドソン鋸歯状ロックなしピンセット
109	アドソン1×2ピンセット（ロックあり）
110	アイリス湾曲切断用ハサミ
111	持針器
112	平滑な先端の解剖用ハサミ フラップの伸展がさらに必要となる場合
113	縫合材料 (84ページ「縫合用材料」参照)

　上記の器具および材料に追加して、麻酔用機具および麻酔薬、インプラント手術用キット、手術用モーター、インプラント用コントラアングルハンドピース、使い捨ての灌注チューブ、滅菌生理食塩水、使い捨て感染予防用品（滅菌グローブ、マスク、滅菌不織布ガーゼ、ヘッドキャップ、滅菌エプロン、および滅菌ガウンなど）が必要。ピエゾトーム（Acteon, Satelec）があれば、高速手術用ハンドピースと700 XXLバーに代用できる。

5.7 側方アプローチによる上顎洞底挙上術用器具の準備
Lateral Window Sinus Elevation Instrumentation Setup

側方アプローチによる上顎洞底挙上術用器具の準備	✓
114	インプラントリトラクター	
115	ミネソタリトラクター	
116	ドッグボーンリトラクター	
117	モルト開口器	
118	シーゲル円状メス用ハンドル	
119	No.15C メス刃	
120	モルト 9 骨膜剥離子	
121	ローズチゼル（バックアクション用チゼル） フラップ翻転後における，あらゆる骨表面の軟組織の清掃に使用する	
122	ストレートサージカルハンドピース（1：1）	
123	ストレートハンドピース用ラウンドダイヤモンドバー no. 8 か no. 10	
124	上顎洞粘膜挙上術用器具セット	
125	移植材料パッカー（填塞器）	
126	移植材料用シリンジ	
127	ケリソンの骨鉗子 4 mm（Salvin） 初めに開けた骨窓を拡大する必要がある場合	
128	歯周プローブ	
129	口内鏡	
130	プリチャードのエレベータ	

（次ページに続く）

5.7 側方アプローチによる上顎洞底挙上術用器具の準備

131	メンブレン設置用器具
132	先端が平滑なメンブレン用ピンセット
133	アドソン鋸歯状ロックなしピンセット
134	アドソン 1 × 2 ピンセット（ロックあり）
135	移植材料の混合カップ
136	アイリス湾曲切断用ハサミ
137	持針器
138	仮縫合用キット
139	骨移植材料 例：他家移植材料、異種移植材料、rhBMP-2/ACS、または 2 つ以上を組み合わせた移植材料
140	コラーゲンメンブレン 例：OraMem（Salvin）か Bio-Gide（Geistlich）
141	縫合材料 （84 ページ「縫合用材料」参照）

　上記の器具および材料に追加して、麻酔用機具および麻酔薬、インプラント手術用キット、手術用モーター、インプラント用コントラアングルハンドピース、使い捨ての灌注チューブ、滅菌生理食塩水、使い捨て感染予防用品（滅菌グローブ、マスク、滅菌不織布ガーゼ、ヘッドキャップ、滅菌エプロン、および滅菌ガウンなど）が必要。骨移植材料に自家骨の添加が必要な場合には 83 ページ「口腔内における骨採取のための器具・器材」を参照のこと。なお、ピエゾトーム（Acteon, Satelec）を使用する場合、外科手術用ハンドピースは必要としない。

5.8 自家骨を使用した骨移植のための器具の準備

	自家骨を使用した骨移植のための器具の準備	✓
142	インプラントリトラクター	
143	ミネソタリトラクター	
144	ウェイダー舌用リトラクター（下顎）	
145	シーゲル円状メス用ハンドル	
146	No.15C メス刃	
147	モルト9骨膜剥離子	
148	ローズチゼル（バックアクション用チゼル） フラップ翻転後の軟組織の骨表面の洗浄に使用する	
149	ストレートサージカルハンドピース（1：1）	
150	ストレートサージカルハンドピース（no. 10）用ラージラウンドバー 受容部位のプレパレーションに使用する	
151	ストレートフィッシャーバー 出血点を作るために使用する	
152	歯周プローブ	
153	口内鏡	
154	プリチャードのエレベータ	
155	メンブレン設置用器具	
156	先端が平滑なメンブレン用ピンセット	
157	アドソン鋸歯状ロックなしピンセット	
158	アドソン1×2ピンセット（ロックあり）	

（次ページに続く）

5.8 自家骨を使用した骨移植のための器具の準備

159	移植材料の混合カップ
160	アイリス湾曲切断用ハサミ
161	持針器
162	ブロックスクリュー固定キット
163	骨移植材料 自家骨，他家骨またはそれらを混ぜたもの
164	コラーゲンメンブレン 例：Bio-Gide（Geistlich）
165	縫合材料 (84 ページ「縫合材料」参照)

　上記の器具および材料に追加して、麻酔用機具および麻酔薬、インプラント手術用キット、手術用モーター、インプラント用コントラアングルハンドピース、使い捨ての灌注チューブ、滅菌生理食塩水、使い捨て感染予防用品（滅菌グローブ、マスク、滅菌不織布ガーゼ、ヘッドキャップ、滅菌エプロン、および滅菌ガウンなど）が必要。骨移植材料に自家骨の添加が必要な場合には 83 ページ「口腔内における骨採取のための器具・器材」を参照。

5　インプラント手術用器具の準備

5.9　出血コントロールおよび気道確保のための器具・器材

出血コントロールおよび気道確保のための器具・器材　✓

インプラント手術によって起こりうる緊急事態に備えるために、救急医薬品キット、酸素ボンベ、バイタルサインモニター、および除細動器に加え、以下に挙げる器具および器材を準備しておくことを強く推奨する。スタッフ全員が心肺蘇生法に熟練し、すべての救急用器具・器材の使用に精通する。

166	ボーンワックス 骨表面の出血コントロール	
167	コラーゲンテープ、またはプラグ 過度の骨切りとソケット部の出血コントロール	
168	止血ガーゼ 軟組織からの出血のコントロール	
169	直および湾曲のケリーの止血鉗子 軟組織からの出血のコントロール	
170	Gore-Tex（W. L. Gore）縫合材（CV-4、CV-5） 露出または組織内出血を縫合	
171	適切な止血用チップ付き電気手術機器 軟組織および硬組織からの出血のコントロール	
172	専用の緊急用吸引器 過出血のコントロール	
173	ゲデルの気道チューブ 気道の確保	
174	喉頭用マスク型気道確保チューブ 気道の確保	
175	緊急輪状甲状靱帯切開キット 気道の確保	
176	手用ディスポーザブル人工呼吸器 気道の確保	

5.10 口腔内における骨採取のための器具・器材

口腔内における骨採取のための器具および器材

自家骨移植の場合には下記の器具（複数選択可）を骨移植用器具リストに追加する。

177	5mm 幅のラシュキン破骨鉗子 結節部位より骨を採取	
178	10mm　骨採取用トレフィンバー オトガイ隆起部より骨を採取	
179	6mm　骨採取用トレフィンバー 上顎骨前方部、結節部、下顎枝、およびオトガイ隆起部より骨を採取	
180	Bruns ボーンキュレット オトガイ隆起部より海綿骨を採取	
181	MX-grafter（Maxilon） 上顎骨および下顎骨の表面より骨を採取。ディスポーザブル用品	
182	ボーンミル 採取した自家骨を粉砕するために使用	

 止血障害のある患者では止血のための器具・器材の準備が必要。
Reich W, et al. Oral Maxillofac Surg 2009;13(2):73-77.

 この解剖書はインプラント臨床に特化した人体解剖とX線画像診断を詳細に解説している。
Al-Faraje L(ed). Surgical and Radiologic Anatomy for Oral Implantology. Chicago: Quintessence, 2013.

5.11 縫合用材料

推奨される縫合用材料	用途
Gore-Tex（W. L. Gore）PTFE CV-4	著者が主に使用
Gore-Tex（W. L. Gore）PTFE CV-5	口腔粘膜が薄い場合に、CV-4の代わりに使用する
Vicryl 4-0（Ethicon）（またはP-3逆カッティング針）	口腔粘膜が薄く、また制限されたアクセスのために小さいサイズの針が必要な場合
Prolene 6-0（Ethicon）（ポリプロピレン）ブルーモノフィラメント（P-3逆カッティング針）	口腔粘膜が薄い審美的な部位に使用
Vicryl 7-0（Ethicon）（P-1逆カッティング針）	口唇や皮膚を縫合するために使用 例：術中の偶発的な口唇または皮膚の切断
シルク（例：4-0または5-0, C-6リバースカッティング針）	一時的な縫合糸材料として使用 フラップを一時的に縫い止めて術野を明確にする
クロミックガット 4-0（C-6逆カッティング針）	軟組織の移植に使用 例：移植用の結合組織を受容部位に縫合

PTFE ＝ポリテトラフルオロエチレン

緊急合併症

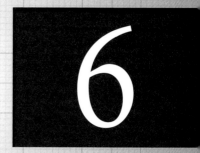

6.1	神経損傷の評価	**87**
6.2	出血時の対応	**89**
6.3	通法の外科的輪状甲状靱帯切開	**91**

6 緊急合併症

6.1 神経損傷の評価

	神経損傷の評価	✓
1	患者の訴えを詳細に記載 感覚の変化のタイプとその期間、影響を受けた感覚の重症度、そして感覚が影響を受けている範囲 手術後数日以内に下記の4つのステップを実行する	
2	インプラントが神経に接触しているかどうかCTスキャンを行い確認	
3	神経に接触している場合、インプラントを撤去または挙上し神経への接触を解消	
4	術後の感覚の変化は、浮腫やダメージを受けた軟組織の後遺症の可能性があり、1日3回、イブプロフェン800mgを1週間処方	
5	手術に関連して変化した感覚のテスト（88ページを参照）を行う 豆知識1	
6	同様の検査を1ヵ月後に再度施行 改善がみられない場合、次の2つの手順に従う。それ以外の場合は、改善状況を文書化するためにフォローアップの予約を入れていく必要がある	
7	術後4ヵ月以内に外科医（マイクロサージェリー専門医）に紹介する 豆知識2	
8	医療過誤保険会社に問い合わせ	

（次ページに続く）

神経障害の症状

神経損傷後、患者は、以下に挙げられるような症状を経験する（2つ以上が複合する場合もある）

・異常感覚：灼熱感、しびれ、またはチクチク感
・感覚鈍麻：感覚の減退
・感覚過敏：感覚の増加
・不快異常感覚：痛みを伴う感覚
・感覚脱失：歯、周囲の皮膚、粘膜における感覚の完全な喪失

6 緊急合併症

　正常な感覚への自然な回復は、神経への損傷の重症度による。舌神経の部分的な切断は、下歯槽神経を同様に切断してしまった場合と比べて、感覚が自然に回復してくる可能性が低くなる。これは、下歯槽神経は骨の内部を通るためであり、また、再生線維が骨より供給されるためと考えられる。

変化した感覚を評価するテクニック

　舌神経の損傷が疑われる場合には、塩と砂糖を使ってテストすることが可能である。下歯槽神経およびオトガイ神経の損傷が疑われる口唇と歯肉における感覚の異常は、綿棒、または氷および熱した口内ミラーの柄を使用した感度テストによって判定可能である。また、患者が目を閉じた状態で軟らかいブラシを口唇部やオトガイ部に当てながら動かし、その方向を当てることが可能か、という方法もある。

 もし改善を認める場合は鎮痛薬をさらに3週間加える。逆に1ヵ月経って麻痺や痛みが持続する場合は自然寛解は見込めない。すぐにマイクロサージェリーの専門医を紹介する。ドリルはインプラント長よりも0.5～1.0mmほど長いことに留意すること。またオトガイ孔部でのアンテリアループは5mmにセーフティマージンを2mm見込んで、計7mm距離をとる。
Al-Faraje. Surgical Complications in Oral Implantology: Etiology, Prevention, and Management. Chicago: Quintessence, 2011;26-27.

 最近では神経吻合等のマイクロサージェリーにより神経障害の改善回復の可能性が増えた。
Hegedus F, Diecidue RJ. Trigeminal nerve injuries after mandibular placement — practical knowledge for clinicians. Int J Oral Maxillofac Implants 2006;21(1):111-116.

 多くの歯科医師が経験する神経障害でもっとも一般的なものは下顎神経障害である。
Misch CE, Resnik R. Implant Dent 2010;19(5):378-386.

6.2 出血時の対応

	出血時の対応	✓
9	腫脹の初期に 119 番に連絡 口腔底部の腫脹時は特に重要	
10	手指による圧迫を維持する。出血している動脈は骨に向かって強く圧迫する （例：大口蓋動脈出血時には硬口蓋を強く圧迫する） 口底部の出血の場合には、片方の手で親指を口腔内に、人差し指を口腔外におき、出血部位を挟むように圧迫（図１）	

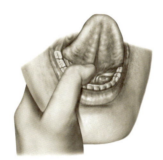

図1

11	冷静に患者に合併症の概要を説明	
12	出血している血管を結紮する。出血している血管が埋伏している場合は、手指により圧力をかけ結紮する（図２） 逆に、出血している血管を確認でき、分離できる場合には、小止血鉗子の先端で血管結紮する	

（次ページに続く）

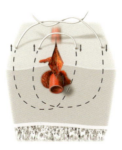

図2

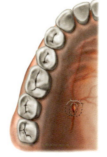

6 緊急合併症

13	舌を牽引 舌を舌骨に対し前方に牽引する（ヤング鉗子を使用）これにより気道確保ができ、舌動脈が出血原因の場合には、出血を緩和することもできる	

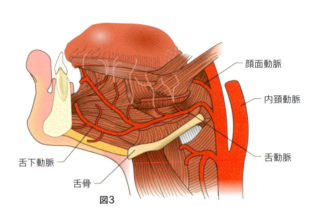

図3

14	気道確保 上述のすべてのテクニックを応用しても呼吸困難の兆候と大きな血腫を口腔底に認める場合は、ゲデルか喉頭用マスクを使用して鼻腔から気道確保するか、緊急気管切開または輪状甲状靱帯切開（91ページのチェックリスト参照）を行う必要がある。救急隊が到着するまで気道確保を継続する	
15	病院に患者を転送 経過観察のために患者を最寄りの病院に転送する	
16	血管外科医による外科的介入 出血が緩やかになれば、外科的な結紮や電気焼灼、血栓形成を行い止血する	

禁忌

- 口腔底の切開。血管外に遊出した血液の圧力が、出血の原因となっている血管の圧力を超えたとき、出血が止まる可能性があるため、口腔底の血腫は切開してはならない。血腫をドレナージすることは潜在的にこの圧力の効果を消す。
- インプラント除去（すでに埋入されている場合）：インプラント除去は、出血を止める有効な手段とはならない。

6.3 通法の外科的輪状甲状靭帯切開

	必須器具	✓
17	No.15c メス	
18	Trousseau 気管拡張器 または小さな、湾曲付き止血鉗子	
19	テープ	
20	注射器	
21	ポビドンヨードに浸した綿棒	
22	気管切開チューブ またはカフ 6.0 気管内チューブ	
23	蘇生バッグ	

	手順	✓
24	患者に仰臥位をとらせ、肩の下に枕や布を置き、首を伸展させる。そして、可能であればポビドンヨード綿棒で首周囲を消毒	
25	利き手の逆手で喉頭を安定させる（図1）。 親指と中指とで甲状軟骨の側面をつかみ、輪状甲状靭帯上のくぼみを人差し指で触知する（輪状甲状靭帯は、喉頭隆起の真下で、輪状軟骨の上方に位置する）	

（次ページに続く）

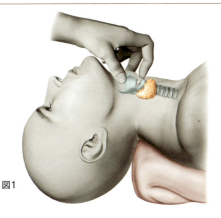

図1

合併症

26	輪状甲状靱帯を覆う皮膚および皮下組織を切開し、垂直的に3cmの深さまで進めるため、no. 15メス刃を用いる
27	人差し指で輪状甲状靱帯を触診する
28	輪状甲状靱帯下部に、刺すようにして水平方向の切開を加える（図2）
29	気管にTrousseau気管拡張器を設置し、開口部を垂直的に拡張するためブレードを開く 気管拡張器を深く挿入しすぎないように注意
30	気管内チューブを気管に挿入して、Trousseau気管拡張器に平行に走行するようにする（Trousseau気管拡張器を制御しながら行う）。そしてチューブをさらに奥に進めると同時に、拡張器とチューブを両方一緒に90度回転させる。そしてTrousseau気管拡張器を取り外す
31	Device restの縁が患者の首に位置するまで気管内チューブを挿入していく
32	オブチュレーターを取り外す
33	空気でカフを膨らませる
34	テープで気管内チューブを固定する
35	蘇生バッグまたは換気サーキットを使用して患者の換気を開始する（図3）

（次ページに続く）

6.3 通法の外科的輪状甲状靱帯切開

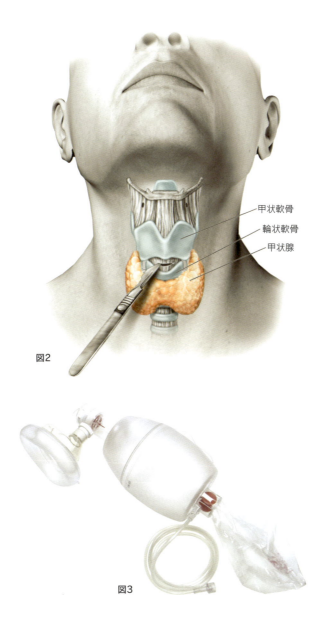

甲状軟骨
輪状軟骨
甲状腺

図2

図3

合併症

93

Louie Al-Faraje 著書
既刊案内

1

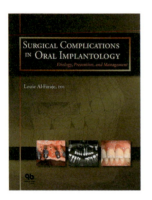

Surgical Complications in Oral Implantology: Etiology, Prevention, and Management

2011 年刊行

2

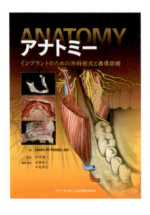

Surgical and Radiologic Anatomy for Oral Implantology

2013 年刊行

【日本語版】
アナトミー
インプラントのための外科術式と画像診断
監訳：坪井陽一　　翻訳統括：高橋恭久、中居伸行

2016 年刊行

3

Oral Implantology Review: A Study Guide

2016 年刊行

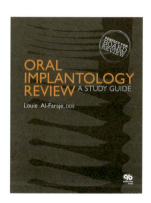

クインテッセンス出版の書籍・雑誌は，歯学書専用
通販サイト『歯学書.COM』にてご購入いただけます．

PCからのアクセスは…

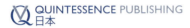

携帯電話からのアクセスは…
QRコードからモバイルサイトへ

QUINTESSENCE PUBLISHING 日本

アナトミーからのインプラント外科手順チェックリスト

2017年2月10日　第1版第1刷発行

著　者　Louie Al-Faraje
　　　　（ルーイ　アル-ファラジュ）

監訳者　坪井陽一
　　　　（つぼい　よういち）

翻訳者　高橋恭久／中居伸行／丸尾勝一郎／今　一裕
　　　　（たかはし　ゆきひさ／なかい　のぶゆき／まるお　かついちろう／こん　かずひろ）

発行人　北峯康充

発行所　クインテッセンス出版株式会社
　　　　東京都文京区本郷3丁目2番6号　〒113-0033
　　　　クイントハウスビル　電話(03)5842-2270(代表)
　　　　　　　　　　　　　　　　(03)5842-2272(営業部)
　　　　　　　　　　　　　　　　(03)5842-2275(編集部)
　　　　web page address　http://www.quint-j.co.jp/

印刷・製本　サン美術印刷株式会社

©2017　クインテッセンス出版株式会社　　　禁無断転載・複写
Printed in Japan　　　　　　　　　　　　　落丁本・乱丁本はお取り替えします
ISBN978-4-7812-0543-4　C3047　　　　　　定価は表紙に表示してあります